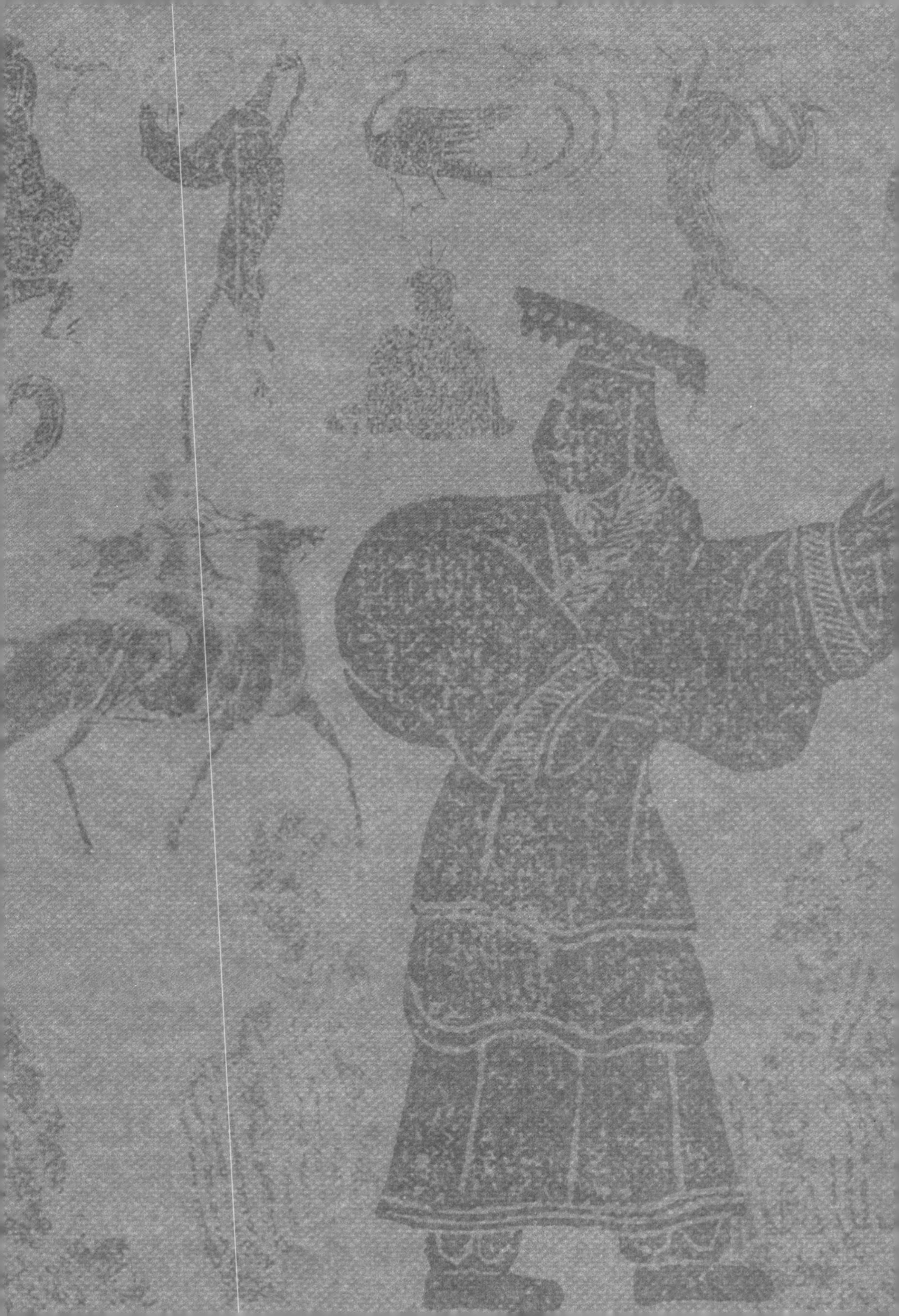

中国古医籍整理丛书

琅嬛青囊要

清・陈太初　编撰

李亚军　张　星　张建伟　校注

中国中医药出版社

・北　京・

图书在版编目（CIP）数据

琅嬛青囊要/（清）陈太初编撰；李亚军，张星，张建伟校注.—北京:中国中医药出版社，2016.12
（中国古医籍整理丛书）
ISBN 978-7-5132-3739-0

Ⅰ.①琅…　Ⅱ.①陈…　②李…　③张…　④张…　Ⅲ.①中医学-临床医学-经验-中国-清代　Ⅳ.①R249.49

中国版本图书馆CIP数据核字（2016）第264297号

中国中医药出版社出版
北京市朝阳区北三环东路28号易亨大厦16层
邮政编码　100013
传真　010 64405750
保定市中画美凯印刷有限公司印刷
各地新华书店经销
*
开本 710×1000　1/16　印张 17.5　字数 166 千字
2016年12月第1版　2016年12月第1次印刷
书　号　ISBN 978-7-5132-3739-0
*
定价　55.00元
网址　www.cptcm.com

社长热线　010 64405720
购书热线　010 64065415　010 64065413
微信服务号　zgzyycbs
书店网址　csln.net/qksd/
官方微博　http://e.weibo.com/cptcm
淘宝天猫网址　http://zgzyycbs.tmall.com

国家中医药管理局
中医药古籍保护与利用能力建设项目
组织工作委员会

主　任　委　员　王国强

副 主 任 委 员　王志勇　李大宁

执行主任委员　曹洪欣　苏钢强　王国辰　欧阳兵

执行副主任委员　李　昱　武　东　李秀明　张成博

委　　　　　员

各省市项目组分管领导和主要专家

（山东省）武继彪　欧阳兵　张成博　贾青顺

（江苏省）吴勉华　周仲瑛　段金廒　胡　烈

（上海市）张怀琼　季　光　严世芸　段逸山

（福建省）阮诗玮　陈立典　李灿东　纪立金

（浙江省）徐伟伟　范永升　柴可群　盛增秀

（陕西省）黄立勋　呼　燕　魏少阳　苏荣彪

（河南省）夏祖昌　刘文第　韩新峰　许敬生

（辽宁省）杨关林　康廷国　石　岩　李德新

（四川省）杨殿兴　梁繁荣　余曙光　张　毅

各项目组负责人

王振国（山东省）　王旭东（江苏省）　张如青（上海市）

李灿东（福建省）　陈勇毅（浙江省）　焦振廉（陕西省）

蔡永敏（河南省）　鞠宝兆（辽宁省）　和中浚（四川省）

项目专家组

顾　问　马继兴　张灿玾　李经纬

组　长　余瀛鳌

成　员　李致忠　钱超尘　段逸山　严世芸　鲁兆麟
郑金生　林端宜　欧阳兵　高文柱　柳长华
王振国　王旭东　崔　蒙　严季澜　黄龙祥
陈勇毅　张志清

项目办公室（组织工作委员会办公室）

主　任　王振国　王思成

副主任　王振宇　刘群峰　陈榕虎　杨振宁　朱毓梅
刘更生　华中健

成　员　陈丽娜　邱　岳　王　庆　王　鹏　王春燕
郭瑞华　宋咏梅　周　扬　范　磊　张永泰
罗海鹰　王　爽　王　捷　贺晓路　熊智波

秘　书　张丰聪

前言

中医药古籍是传承中华优秀文化的重要载体，也是中医学传承数千年的知识宝库，凝聚着中华民族特有的精神价值、思维方法、生命理论和医疗经验，不仅对于传承中医学术具有重要的历史价值，更是现代中医药科技创新和学术进步的源头和根基。保护和利用好中医药古籍，是弘扬中国优秀传统文化、传承中医学术的必由之路，事关中医药事业发展全局。

1949 年以来，在政府的大力支持和推动下，开展了系统的中医药古籍整理研究。1958 年，国务院科学规划委员会古籍整理出版规划小组在北京成立，负责指导全国的古籍整理出版工作。1982 年，国务院古籍整理出版规划小组召开全国古籍整理出版规划会议，制定了《古籍整理出版规划（1982—1990）》，卫生部先后下达了两批 200 余种中医古籍整理任务，掀起了中医古籍整理研究的新高潮，对中医文化与学术的弘扬、传承和发展，发挥了极其重要的作用，产生了不可估量的深远影响。

2007 年《国务院办公厅关于进一步加强古籍保护工作的意见》明确提出进一步加强古籍整理、出版和研究利用，以及

"保护为主、抢救第一、合理利用、加强管理"的方针。2009年《国务院关于扶持和促进中医药事业发展的若干意见》指出，要"开展中医药古籍普查登记，建立综合信息数据库和珍贵古籍名录，加强整理、出版、研究和利用"。《中医药创新发展规划纲要（2006—2020）》强调继承与创新并重，推动中医药传承与创新发展。

2003~2010年，国家财政多次立项支持中国中医科学院开展针对性中医药古籍抢救保护工作，在中国中医科学院图书馆设立全国唯 一的行业古籍保护中心，影印抢救濒危珍本、孤本中医古籍1640余种；整理发布《中国中医古籍总目》；遴选351种孤本收入《中医古籍孤本大全》影印出版；开展了海外中医古籍目录调研和孤本回归工作，收集了11个国家和2个地区137个图书馆的240余种书目，基本摸清流失海外的中医古籍现状，确定国内失传的中医药古籍共有220种，复制出版海外所藏中医药古籍133种。2010年，国家财政部、国家中医药管理局设立"中医药古籍保护与利用能力建设项目"，资助整理400余种中医药古籍，并着眼于加强中医药古籍保护和研究机构建设，培养中医古籍整理研究的后备人才，全面提高中医药古籍保护与利用能力。

在此，国家中医药管理局成立了中医药古籍保护和利用专家组和项目办公室，专家组负责项目指导、咨询、质量把关，项目办公室负责实施过程的统筹协调。专家组成员对古籍整理研究具有丰富的经验，有的专家从事古籍整理研究长达70余年，深知中医药古籍整理研究的重要性、艰巨性与复杂性，履行职责认真务实。专家组从书目确定、版本选择、点校、注释等各方面，为项目实施提供了强有力的专业指导。老一辈专家的学术水平和智慧，是项目成功的重要保证。项目承担单位山东中医药大学、南京中医药大学、上海中医药大学、福建中医药大学、浙江省中医药研究院、陕西省中医药研究院、河南省中医药研究院、辽宁中医药大学、成都中医药大学及所在省市中医药管理部门精心组织，充分发挥区域间互补协作的优势，并得到承担项目出版工作的中国中医药出版社大力配合，全面推进中医药古籍保护与利用网络体系的构建和人才队伍建设，使一批有志于中医学术传承与古籍整理工作的人才凝聚在一起，研究队伍日益壮大，研究水平不断提高。

本着“抢救、保护、发掘、利用”的理念，该项目重点选择近60年未曾出版的重要古医籍，综合考虑所选古籍的保护价值、学术价值和实用价值。400余种中医药古籍涵盖了医经、基础理论、诊法、伤寒金匮、温病、本草、方书、内科、外科、女科、儿科、伤科、眼科、咽喉口齿、针灸推拿、养生、医案医话医论、医史、临证综合等门类，跨越唐、宋、金元、明以迄清末。全部古籍均按照项目办公室组织完成的行业标准《中医古籍整理规范》及《中医药古籍整理细则》进行整理校注，绝大多数中医药古籍是第一次校注出版，一批孤本、稿本、抄本更是首次整理面世。对一些重要学术问题的研究成果，则集中收录于各书的“校注说明”或“校注后记”中。

“既出书又出人”是本项目追求的目标。近年来，中医药古籍整理工作形势严峻，老一辈逐渐退出，新一代普遍存在整理研究古籍的经验不足、专业思想不坚定等问题，使中医古籍整理面临人才流失严重、青黄不接的局面。通过本项目实施，搭建平台，完善机制，培养队伍，提升能力，经过近5年的建设，锻炼了一批优秀人才，老中青三代齐聚一堂，有效地稳定了研究队伍，为中医药古籍整理工作的开展和中医文化与学术的传承提供必备的知识和人才储备。

本项目的实施与《中国古医籍整理丛书》的出版，对于加强中医药古籍文献研究队伍建设、建立古籍研究平台，提高古籍整理水平均具有积极的推动作用，对弘扬我国优秀传统文化，推进中医药继承创新，进一步发挥中医药服务民众的养生保健与防病治病作用将产生深远影响。

第九届、第十届全国人大常委会副委员长许嘉璐先生，国家卫生计生委副主任、国家中医药管理局局长、中华中医药学会会长王国强先生，我国著名医史文献专家、中国中医科学院马继兴先生在百忙之中为丛书作序，我们深表敬意和感谢。

由于参与校注整理工作的人员较多，水平不一，诸多方面尚未臻完善，希望专家、读者不吝赐教。

国家中医药管理局中医药古籍保护与利用能力建设项目办公室

二〇一四年十二月

许序

“中医”之名立，迄今不逾百年，所以冠以“中”字者，以别于“洋”与“西”也。慎思之，明辨之，斯名之出，无奈耳，或亦时人不甘泯没而特标其犹在之举也。

前此，祖传医术（今世方称为“学”）绵延数千载，救民无数；华夏屡遭时疫，皆仰之以度困厄。中华民族之未如印第安遭染殖民者所携疾病而族灭者，中医之功也。

医兴则国兴，国强则医强。百年运衰，岂但国土肢解，五千年文明亦不得全，非遭泯灭，即蒙冤扭曲。西方医学以其捷便速效，始则为传教之利器，继则以“科学”之冕畅行于中华。中医虽为内外所夹击，斥之为蒙昧，为伪医，然四亿同胞衣食不保，得获西医之益者甚寡，中医犹为人民之所赖。虽然，中国医学日益陵替，乃不可免，势使之然也。呜呼！覆巢之下安有完卵？

嗣后，国家新生，中医旋即得以重振，与西医并举，探寻结合之路。今也，中华诸多文化，自民俗、礼仪、工艺、戏曲、历史、文学，以至伦理、信仰，皆渐复起，中国医学之兴乃属必然。

迄今中医犹为国家医疗系统之辅，城市尤甚。何哉？盖一则西医赖声、光、电技术而于20世纪发展极速，中医则难见其进。二则国人惊羡西医之“立竿见影”，遂以为其事事胜于中医。然西医已自觉将入绝境：其若干医法正负效应相若，甚或负远逾于正；研究医理者，渐知人乃一整体，心、身非如中世纪所认定为二对立物，且人体亦非宇宙之中心，仅为其一小单位，与宇宙万象万物息息相关。认识至此，其已向中国医学之理念“靠拢”矣，虽彼未必知中国医学何如也。唯其不知中国医理何如，纯由其实践而有所悟，益以证中国之认识人体不为伪，亦不为玄虚。然国人知此趋向者，几人？

国医欲再现宋明清高峰，成国中主流医学，则一须继承，一须创新。继承则必深研原典，激清汰浊，复吸纳西医及我藏、蒙、维、回、苗、彝诸民族医术之精华；创新之道，在于今之科技，既用其器，亦参照其道，反思己之医理，审问之，笃行之，深化之，普及之，于普及中认知人体及环境古今之异，以建成当代国医理论。欲达于斯境，或需百年欤？予恐西医既已醒悟，若加力吸收中医精粹，促中医西医深度结合，形成21世纪之新医学，届时“制高点”将在何方？国人于此转折之机，能不忧虑而奋力乎？

予所谓深研之原典，非指一二习见之书、千古权威之作；就医界整体言之，所传所承自应为医籍之全部。盖后世名医所著，乃其秉诸前人所述，总结终生行医用药经验所得，自当已成今世、后世之要籍。

盛世修典，信然。盖典籍得修，方可言传言承。虽前此50余载已启医籍整理、出版之役，惜旋即中辍。阅20载再兴整理、出版之潮，世所罕见之要籍千余部陆续问世，洋洋大观。

今复有“中医药古籍保护与利用能力建设”之工程，集九省市专家，历经五载，董理出版自唐迄清医籍，都400余种，凡中医之基础医理、伤寒、温病及各科诊治、医案医话、推拿本草，俱涵盖之。

噫！璐既知此，能不胜其悦乎？汇集刻印医籍，自古有之，然孰与今世之盛且精也！自今而后，中国医家及患者，得览斯典，当于前人益敬而畏之矣。中华民族之屡经灾难而益蕃，乃至未来之永续，端赖之也，自今以往岂可不后出转精乎？典籍既蜂出矣，余则有望于来者。

谨序。

第九届、十届全国人大常委会副委员长

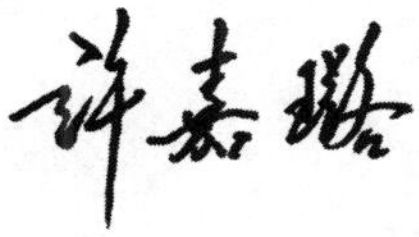

二〇一四年冬

王序

中医学是中华民族在长期生产生活实践中，在与疾病作斗争中逐步形成并不断丰富发展的医学科学，是中国古代科学的瑰宝，为中华民族的繁衍昌盛作出了巨大贡献，对世界文明进步产生了积极影响。时至今日，中医学作为我国医学的特色和重要医药卫生资源，与西医学相互补充、相互促进、协调发展，共同担负着维护和促进人民健康的任务，已成为我国医药卫生事业的重要特征和显著优势。

中医药古籍在存世的中华古籍中占有相当重要的比重，不仅是中医学术传承数千年最为重要的知识载体，也是中医为中华民族繁衍昌盛发挥重要作用的历史见证。中医药典籍不仅承载着中医的学术经验，而且蕴含着中华民族优秀的思想文化，凝聚着中华民族的聪明智慧，是祖先留给我们的宝贵物质财富和精神财富。加强对中医药古籍的保护与利用，既是中医学发展的需要，也是传承中华文化的迫切要求，更是历史赋予我们的责任。

2010年，国家中医药管理局启动了中医药古籍保护与利用能力建设项目。这既是传承中医药的重要工程，也是弘扬优秀民族文化的重要举措，不仅能够全面推进中医药的有效继承和创新发展，为维护人民健康做出贡献，也能够彰显中华民族的璀璨文化，为实现中华民族伟大复兴的中国梦作出贡献。

相信这项工作一定能造福当今，嘉惠后世，福泽绵长。

国家卫生和计划生育委员会副主任

国家中医药管理局局长

中华中医药学会会长

王国强

二〇一四年十二月

马 序

新中国成立以来，党和国家高度重视中医药事业发展，重视古籍的保护、整理和研究工作。自1958年始，国务院先后成立了三届古籍整理出版规划小组，分别由齐燕铭、李一氓、匡亚明担任组长，主持制订了《整理和出版古籍十年规划(1962—1972)》《古籍整理出版规划（1982—1990)》《中国古籍整理出版十年规划和“八五”计划（1991—2000)》等，而第三次规划中医药古籍整理即纳入其中。1982年9月，卫生部下发《1982—1990年中医古籍整理出版规划》，1983年1月，中医古籍整理出版办公室正式成立，保证了中医古籍整理出版规划的实施。2002年2月，《国家古籍整理出版“十五”(2001—2005）重点规划》经新闻出版署和全国古籍整理出版规划领导小组批准，颁布实施。其后，又陆续制定了国家古籍整理出版“十一五”和“十二五”重点规划。国家财政多次立项支持中国中医科学院开展针对性中医药古籍抢救保护工作，文化部在中国中医科学院图书馆专门设立全国唯一的行业古籍保护中心，国家先后投入中医药古籍保护专项经费超过3000万元，影印抢救濒危珍、善、孤本中医古籍1640余种，开展了海外中医古籍目录调研和孤本回归工作。2010年，国家财政部、国家中医药管理局安排国家公共卫生专项资金，设立了“中医药古籍保护与利用能力建设项目”，这是继1982～1986年第一批、第二批重要中医药古籍整理之后的又一次大规模古籍整理工程，重点整理新中国成立后未曾出版的重要古籍，目标是形成并普及规范的通行本、传世本。

为保证项目的顺利实施，项目组特别成立了专家组，承担咨询和技术指导，以及古籍出版之前的审定工作。专家组中的许多成员虽逾古稀之年，但老骥伏枥，孜孜不倦，不仅对项目进行宏观指导和质量把关，更重要的是通过古籍整理，以老带新，言传身教，培养一批中医药古籍整理研究的后备人才，促进了中医药古籍保护和研究机构建设，全面提升了我国中医药古籍保护与利用能力。

作为项目组顾问之一，我深感中医药古籍保护、抢救与整理工作的重要性和紧迫性，也深知传承中医药古籍整理经验任重而道远。令人欣慰的是，在项目实施过程中，我看到了老中青三代的紧密衔接，看到了大家的坚持和努力，看到了年轻一代的成长。相信中医药古籍整理工作的将来会越来越好，中医药学的发展会越来越好。

欣喜之余，以是为序。

中国中医科学院研究员
马继兴

二〇一四年十二月

校注说明

陈太初，生平不详。据《琅嬛青囊要》序六，可约略知其为浙江会稽（今浙江绍兴）人，大致生活在乾隆至道光年间。曾做过几度小官，因病返乡。得某先生疗治而愈，始留心岐黄之术。其人学识渊博，兼擅天文地理、医卜星相诸艺。著作现存《琅嬛青囊要》四卷、《琅嬛觉世经》四卷及《琅嬛天文集》四卷。

《琅嬛青囊要》，卷一至卷三分述虚损、眩晕、怔忡、惊恐、消渴、痰饮、黄疸、痞满、泄泻、下痢、呃逆、霍乱、风痹、厥逆中风、伤寒、疟疾、瘟疫、脱肛、阳痿等98门内科病证；卷四为方药，共收方321首。观其内容，或采自张仲景、巢元方、金元四大家，或汲取张景岳、薛立斋及《三因方》《宣明论方》《古今医统》等名家著述，并参以己见，多所发明，多所论述。该书以《石室秘录》为范本，并对其证治方法予以补充。其中以发展虚损病证论治尤为精要，强调医必以虚损为先，而治虚损则以平衡阴阳为要，庶几不偏不倚而有扶危济困之功。不少内容体现了陈太初其人对医学的独到见解，俱有较高的理论和临床运用价值。陈太初为了强调本书的渊源和重要性，署名时托称系纯阳道祖定，唐·李白、白居易撰，这当然并非事实。但随后列举了成书后参与校订的沈馥等10个徒弟。本书一并删去。

《琅嬛青囊要》现存最早版本，也是原刻本为清嘉庆九年（1804）抱兰轩刻本，藏上海、成都、广州等八地的中医药大学图书馆。另有一不明年代的手抄本，藏长春中医药大学图书馆。

两版本字迹清晰，保存完好。

本书整理以清嘉庆九年抱兰轩刻本为底本。校勘原则是：

1. 因本书尚未发现其他版本用以对校，故而全书可疑之处均不擅改，在校注中则作适当考证，以申述怀疑理由。

2. 凡底本中明显错字、别字属笔画之误者，如日、曰混淆，己、巳不分，则径改，不出校记。

3. 凡本书引录内容，虽有删节或缩写，但不失原意者，甚或篡改较多，且有损文义者，以及具体史实，如人物、地点、年代等记述的明显错误者，均不擅改，在校注中说明。

4. 凡有缺字处，或模糊不清难以辨认，但无参酌依据者，以虚缺号“□”按所阙字数补入。

5. 古今字、异体字、俗写字体现了古人用字的习俗与时代风貌，故不属校勘范围，不出校记。直接对其进行规范化转换。

6. 凡表“以上”义的“右”，统改为“上”；凡表“以下”义的“左”，统改为“下”。

7. 凡原文中生僻疑难字，或虽习见而在文中属异读，均注字音。注音采用拼音加注的直音方式，先注音，后释义。

8. 通假字无论见习与否，一律作出注释，并适当加以例证。

9. 某些冷僻词，于辞书上易查到者，释义则尽量简洁，并不列其他例证。

10. 某些习见词，在本书中有特殊用法，辞书中虽不载，然为相关语言论著所考证过者，则适当引用例证予以说明。前人未考释过的词语或词语的特殊用法，则作必要的考释予以说明。

11. 凡典故均出注，较为浅明者仅注出处，不释义。

琅嬛青囊要序一

夫信今而不知好古者，其学陋；泥古而不能通今者，其学荒。一则鲜见古人之书，一则矫执古人之书。二者生人之通病也，何独于医而异是？然而泥古之病较甚于信今，信今者不知古书，古书则仍在也。泥古则必附会，附会则必穿凿。始也创为①说以惊于世，既而著为书以传于后，势不将举古人之书，卤莽决裂而尽失其传不止。士生斯世，不为良相，则为良医。良相，医万人者也；良医，医一人以及万人者也。医万人者，詹詹②于成法之间，而济以自用之聪明，以成其执拗之性，故法行而天下受其病；医一人者，以古方为必不可弃，不权其轻重，不揣其时宜，猝然投之，而适以戕人之生。呜呼！良医不幸而无贤子孙也，即有一二贤子孙，而别无门人小子以广其授受，而惟是不学无术之辈，逞其手口，以簧鼓③后世。抑岂特良医之不幸，是天下生人之不幸也。

夫医虽小道哉，实与四书六艺④相表里。学《诗》而多识于鸟兽草木，是即本草之权舆⑤也。学《礼》而致谨于鼽嚏⑥风咳，是即《素问》之纲纪也。《后汉·百官表》太医令一人六

---

① 为：同“伪”。

② 詹詹：言词烦琐、喋喋不休。《庄子·齐物论》：“大言炎炎，小言詹詹。”成玄英疏：“詹詹，词费也。”

③ 簧鼓：言语迷惑人。《庄子·骈拇》：“使天下簧鼓以奉不及之法，非乎？”

④ 六艺：此指《诗》《书》《礼》《易》《乐》《春秋》六部儒家经典。

⑤ 权舆：本谓草木萌芽的状态，引申为起始。

⑥ 鼽（qiú求）嚏：鼻塞、喷嚏。

百石，必择奇材异能之人以称其职，诚恐一技之末不本通儒，而天下将益受其病。今夫乐之条理，以耳审之，故医有审声之效焉。越人庄舄①仕楚，疾而为越吟，王疑，以问人，或对曰：疾在思也。彼思越即越声，不思越即楚声。使往听之，犹越声也。则听声而病可知也。木之荣枯，以色验之，故医有望气之占焉。扁鹊始见桓公②，曰：君病在腠理。既见曰：病在血脉。复见曰：病在肠胃。又见曰：病在骨髓，不可为已。则望气而病可知也。所谓技进于神，非眸而得之之谓。而吾尤喜《后汉·郭玉③传》之一语，曰：医之为言意也。神明于古法而行之以意，则虽百病有不足言者矣。虽然药不可不知也，意存乎人之精神，药通乎意之作用，即如《本草》④，神农之所作，不刊之经⑤。然而年代寖遥，简编残蠹，与夫桐雷⑥众说颇多踳驳⑦。梁陶宏景起而兴言撰辑，勒成一家，亦以雕琢经方，润色医业。

亡何⑧，重建平之防己⑨，弃槐里之半夏。秋采榆仁，冬收

---

① 越人庄舄……犹越声也：典出《史记·张仪列传》。庄舄：越国人，战国时楚国大臣。

② 扁鹊始见桓公……不可为已：典出《史记·扁鹊仓公列传》。

③ 郭玉：原作郭王，据《后汉书·郭玉传》改。

④ 本草：指《神农本草经》。

⑤ 不刊之经：不可改动的经典，形容经典的精准得当，无懈可击。

⑥ 桐雷：桐君、雷公的并称，相传皆为黄帝时掌药之臣。桐雷众说：指桐君、雷公等人的著述，相传分别为《桐君药录》《雷公药对》等，实为后人假托之作。

⑦ 踳（chuǎn 喘）驳：差错杂乱。《玉篇·足部》："踳驳，色杂不同。"踳，同"舛"，错乱驳杂。

⑧ 亡何：不久。亡，通"无"。

⑨ 重建平之防己……可胜道哉：原引或化引自唐孔志约《新修本草·序》。

云实。异蘩缕于鸡肠，合由跋于鸢尾。防葵根毒，概曰同根；钩吻黄精，引为连类。铅锡莫辨，橙柚不分。嗣后方技连镳[①]，名工继轨，更相祖述，罕能厘正。乃复采杜蘅于及已，求忍冬于络石，舍陟厘而取莂藤，退飞廉而用马蓟。名实既爽，寒温多谬，可胜道哉！且夫草木之运，与时变更，宜于古者不宜于今矣，今之所宜大殊于古矣。古之人参以两计，今之人参以钱计，即有医钱九千万之议矣，不得已而用上党参以当之。性既判别于炎凉，味又参差于厚薄，以牛溲马勃而代昌阳引年[②]，适堪听笑耳。又有好奇之士，援小草别录，炫其新奇。一萱草也，必书鹿葱；一苍耳也，必书羊负；一良姜子也，必书红豆蔻；一黄檗根也，必书紫檀桓。饰智惊愚[③]，良可浩叹。嗟乎！青囊之不传于世久矣。

青囊之名自华佗始。华君遗书狱卒，卒疑畏，焚之，则青囊之不传自狱卒始。其弟子李当之，魏人，修《神农本草》三卷，而世少行其书，散见于吴氏、陶氏本草中，颇有心解。吴氏普，广陵人，亦佗弟子也。著《本草》一卷，分记神农、黄帝、岐伯、桐君、雷公、扁鹊及元化、当之所说性味甚详，今亦失传，而略见于《石室秘录》[④]，然则青囊至是为不亡矣。《石室秘录》者，山阴陈子远公于康熙戊辰花朝邀我于燕山玉

① 连镳：接续。

② 引年：延长年寿。韩愈《进学解》：“訾医师以昌阳引年，欲进其豨苓也。”

③ 饰智惊愚：装作有智慧而在无知者面前夸耀。《庄子·山木》：“饰知以惊愚，修身以明污。”

④ 石室秘录：明末清初著名医家陈士铎编著。陈士铎，字敬之，号远公，别号朱华子，自号大雅堂主人，浙江绍兴人。

河之南，启请岐伯真君同长沙守张公机、华君元化飞鸾①所传，其辨论精详，而百年以来成方又多不合。予体上天之鸿愿，思普济天下群生，窃以圣代熙和，春无愆阳，冬无伏阴，秋无凄风，夏无苦雨。灾祲②疵疠③，悉为盛德大业之所消，而七情六欲之流通，未必无一夫之不获。欲举《秘录》扩而充之，更而新之，惜传之无其人而习之无其地耳。云门陈子夙慕渊博之材，而又留心于《本草》《素问》诸书，孜孜不已。前者天文地理，吾已请钜公④考订而成之矣，兹复该见洽闻⑤，原原本本，别白⑥而定一书，名曰《青囊要》。吾不知其有合于青囊之始否，而要之酌古宜今，不偏不倚，即谓之有合于青囊之始也可，即谓之不合于青囊之始亦无不可。此书一出，医学详明，小之裨于方家，大之通于性命，则可以仰佐郅治⑦，寿世寿民，岂不伟哉！陈子勉矣，夫遵而行之，岂特与远公辉映后先，虽以之医天下可也。是为序。

时嘉庆九年⑧岁新甲子花朝⑨前一日，九天采访使纯阳警化孚佑上帝君吕⑩示于云门之承先阁

---

① 飞鸾：即扶鸾，通过巫术传达神谕的方法。
② 灾祲（jìn 尽）：灾祸。祲，不祥之气。
③ 疵疠：灾害疫病。《庄子·逍遥游》："使物不疵疠而年谷熟。"成玄英疏："疵疠，疾病也。"
④ 钜公：巨匠，大师。
⑤ 洽闻：多闻博识。
⑥ 别白：分辨明白。《汉书·董仲舒传》："辞不别白，指不分明。"
⑦ 郅治：大治。
⑧ 嘉庆九年：公元 1804 年
⑨ 花朝：俗称"花神节"，即农历二月初二。
⑩ 纯阳警化孚佑上帝君吕：八仙之一吕洞宾的封号。

青囊序二

夫草木昆虫，产之有地；根叶花实，采之有时。失其地则弗良，非其时则不粥[①]，是以逾淮化枳，橘柚何知[②]？陨霜杀草，李梅反实[③]。天时地气，往往而殊。唯药萃百物之精，以滋荣卫；而医调二气之妙，以燮[④]元功。宜多识于斯名，庶有条而共贯。奈何淄渑罔辨[⑤]，玉碔混淆[⑥]。桐君之录[⑦]既亡，《素问》之经已谬，以致方术分镳，古义扫地。兰草之为兰花，早舛于庚辛之玉册；兔毫之附兔骨，始见于开宝之图经[⑧]。他如乱蘼芜以蛇床，取葥蘅与马蓟。医者既听之市侩，市者又任之贩夫。方物不知，时宜不揣，而且矫揉造作，欺五尺之童；纷云纠蔓，紊五土之宜。所以细辛水渍，当归酒洒。钟乳粉炙使白，黄芪蜜蒸令甜。明加以色相之丹黄，以饰夫目前之皂白。以之已疾，厥疾弗瘳；以之攻坚，何坚能克！嗟乎！洁古《珠

---

① 粥（yù 玉）：通“鬻”，古同“育”，养育。

② 逾淮……何知：语本《晏子春秋·杂下》：“橘生淮南则为橘，生于淮北则为枳。叶徒相似，其实味不同。所以然者何？水土异也。”

③ 李梅反实：李子、梅子反而结出果实。

④ 燮：调和。

⑤ 淄渑：淄水、渑水，皆在今山东省，相传二水味各不同，混合之则难以辨别。

⑥ 玉碔（wǔ 武）混淆：比喻以假乱真，好坏混杂。碔，碔砆，似玉之石。

⑦ 桐君之录：指《桐君药录》。

⑧ 开宝之图经：指北宋开宝年间刘翰、马志等撰修的《开宝本草》。

囊》[1]，空翻韵语；东垣《兰室》[2]，大乖秘藏。简策斯泯，医药罔效，岂药之罪哉！唐耿湋诗云：老医迷旧疾，朽药误新方[3]。三复斯言，千载如睹。至于门冬、远志，别有君臣；甘草、大黄，明其优劣。以类为侣，厥用维钧。若夫三十落眉，卜张机之隐疾[4]；再三扪腹，试苏澄之妙方[5]，则又索解匪遥，会心自在。五日复见[6]，共诩[7]扁鹊之神；十枚竞投，休信掷鸡之幻焉尔。

时嘉庆甲子[8]花朝，纯阳道祖台前弟子宏教真君柳棨[9]薰沐撰

---

① 珠囊：指金张元素的本草著作《珍珠囊》。

② 兰室：指李东垣所著综合性医书《兰室秘藏》。

③ 老医迷旧疾，朽药误新方：诗出唐代耿湋《秋晚卧疾寄司空拾遗曙卢少府纶》。

④ 若夫……隐疾：皇甫谧《甲乙经·序》载，张机预知王仲宣“四十当眉落，眉落半年而死”。句中“三十”当为“四十”之误。

⑤ 再三……妙方：北宋名医苏澄隐曾以雷丸为主方，通过多次扪腹，治愈一例腹中应声虫的病。事见《宋史·列传·方技上》。

⑥ 五日复见：指扁鹊为齐桓侯望色诊病、多次五日一见而每见必准的故事。事详《史记·扁鹊仓公列传》。

⑦ 诩：赞颂。

⑧ 嘉庆甲子：为嘉庆九年，公元1804年。

⑨ 柳棨（qǐ启）：唐末五代道士，据《金盖心灯》记载，柳棨，字飞卿，后封为宏教真君。

青囊序三

我闻西方极乐国土，彼国之佛身长六十万亿恒河[①]由旬[②]，眉间白毫向右宛转，如五须弥山[③]，目光清白，若四大海水，以此功德驾为舟梁，发愿往生者除八十亿劫[④]生死之罪。清风所拂，妙乐动作，一切苦恼，解若轻霜，功德罔极，挹[⑤]而弥光。我闻阎浮提[⑥]，在昔神农驭宇，蕴冰玉之清，敷圣善之训，乃披木叶之衣，辨菽麦之事[⑦]，登羊头以祈祥[⑧]，命赤松[⑨]以洒雨，一切功德，不可思议。口尝百草，濒而复苏，秋实春华，踊跃佐治。轩辕垂裳，有臣桐君太常采药；花叶纷缊，有臣雷公著为药对。药分三品，共三百六十五种，以应周天之数，由是众生苦恼，消若沃雪。我闻十方无量菩萨，或有人从乞手足耳鼻，头目脑髓，血肉皮骨，聚落城邑，妻子奴婢，象马车乘，

---

① 恒河：印度最大最重要、被视为圣河的河流。

② 由旬：古印度长度单位，相当于一头公牛走一天的距离，约等于13~16公里。据《大唐西域记》载，旧传一由旬为四十里，印度国俗为三十里，佛教为十六里。

③ 须弥山：古印度神话中位于世界中心的山，后为佛教所采用。

④ 劫：古印度婆罗门教传说世界经历若干万年毁灭一次重新再开始，这样一个周期叫做一劫，是佛家的宏观时间概念。

⑤ 挹：取；受。

⑥ 阎浮提：佛教用以指四大部洲之南赡部洲，故又称南阎浮提，后用以泛指人间世界。

⑦ 辨菽麦之事：指神农氏辨百谷以发明农业之事。

⑧ 羊头：指羊头山，在今山西高平。

⑨ 赤松：指赤松子，神话传说中的上古仙人，相传为神农时雨师。

琉璃琥珀，珊瑚玛瑙，砗渠①金银，真珠珂②贝，衣服饮食，如此乞者，多不胜烦已。原夫天地之大德曰生③，运阴阳而播物；含灵④之所保曰命，资亭毒⑤以尽年。蛰穴栖巢，感物之情盖寡；范金揉木⑥，逐欲之道方滋。而五味或爽⑦，时昧甘苦之节；六气斯沴⑧，遂违寒燠⑨之宜。中外交侵，形神分战。饮食伺衅，成肠胃之眚⑩；风湿候隙，生手足之灾。肌缠肤腠，莫之救正。渐固膏肓，期于夭折。古之圣人，试药石之性，穷诊候之术，草木咸若⑪，鬼神佥⑫从。刳麝剬犀；驱泄邪恶。飞丹炼石⑬，共纳清和。大普群生，佛光同照。岐和彭缓⑭，扬绝轨于前；李华张刘⑮，继芳声于后。惜其年代湮远，简编缺残。

① 砗（chē 车）渠：海产贝壳类，佛教七宝之一。

② 珂：白玛瑙，为佛教七宝之一。

③ 天地之大德曰生……期于夭折：引自唐孔志约《新修本草·序》。

④ 含灵：指人类。

⑤ 亭毒：养育。《老子》："长之育之，亭之毒之，养之覆之。"高亨正诂："'亭'当读为'成'，'毒'当读为'熟'，皆音同通用。"李周翰注："亭、毒，均养也。"

⑥ 范金揉木：用模子制造金属用品，用火烤法制造木质器具。

⑦ 爽：差失。

⑧ 沴（lì 力）：不和。

⑨ 燠（yù 育）：热。

⑩ 眚（shěng 省）：疾病。

⑪ 若：顺。

⑫ 佥：全都。

⑬ 飞丹炼石：泛指炼制丹药。《南史·隐逸传下·陶弘景》："弘景既得神符祕诀，以为神丹可成，而苦无药物。帝给黄金、朱砂、曾青、雄黄等。后合飞丹，色如霜雪，服之体轻。及帝服飞丹有验，益敬重之。"

⑭ 岐和彭缓：指黄帝时的岐伯、秦景公时的医和、唐尧时的巫彭、秦桓公时的医缓，均古之名医。

⑮ 李华张刘：刘，当为"吴"之误。指东汉蜀医李助或华佗弟子李当之、华佗、张仲景、华佗弟子吴普。

在昔秦政煨燔①，而本草不与②；然而魏武残虐，而青囊已焚。岁更二千以来，虽有传述，徒刍狗③耳。佛日一照，同遣惑霜。愿我出大风，微密满虚空。诸有热恼处，扇之以清凉。④博施济众，尧舜犹病已。白少时与逸人东岩子隐于岷山之阳，巢居数年，不迹城市。养奇禽千计，呼皆就掌取食，了无惊猜。灵药满山，烟霞纳袖，吾不凝滞于物，与时推移。出则以平交王侯，遁则以俯视巢许⑤。朱绂狎我⑥，绿萝⑦招予，终复抱琴卧花，松月对酌。今蝉蜕已久，而青山片石，精气不灭，弄绿绮，栖碧云，童颜益春，丹气逾楙⑧。将欲倚剑天外，挂弓扶桑，浮四海，横八荒。出宇宙之寥廓，登云天之渺茫；结天霓以卓峰，挥斗极以横嶂。颇能攒吸霞雨，消摇⑨阆风⑩，何人间巫庐台霍⑪之足陈耶⑫！间采胜卧龙，坐啸香炉，彷徨于花蕊之颠，

---

① 秦政煨燔：指秦始皇焚书之事。

② 刳（kū 哭）麝剸（duān）犀……本草不与：原引或化引自唐孔志约《新修本草·序》。刳麝剸犀：割取麝香，切断犀角，谓采集麝香和犀角等贵重原料并制成药材。

③ 刍狗：祭祀时用草扎成的狗。后喻微贱无用的事物或言论。典出《老子》第五章："天地不仁，以万物为刍狗。"

④ 愿我……清凉：语出《法苑珠林》卷第八十九。

⑤ 巢许：巢父、许由，相传皆尧时的著名隐士。

⑥ 朱绂狎我：谓用做官来跟我开玩笑。朱绂，指做官。

⑦ 绿萝：借指美女或男女之事。

⑧ 楙（mào 茂）：同"懋"，通"茂"，盛大。

⑨ 消摇：同"逍遥"。

⑩ 阆风：《楚辞·离骚》："朝吾将济於白水兮，登阆风而緤马。"王逸注："阆风，山名，在昆崙之上。"章炳麟《答铁铮书》："观其以阆风、玄圃为神仙群帝所居，是即以昆仑拟之天上。"

⑪ 霍：本义为大山围绕着小山。《尔雅·释山》："大山宫小山，霍。"这里泛指群山。

⑫ 将欲倚剑天外……何人间巫庐台霍之足陈耶：语本或直引李白《代寿山答孟少府移文书》。

憩息于云门之麓。遇耽云陈子者，东山不起，北陇间笑。屏俗事于烦襟，缔浮欢于落景。皓月生海，来窥醉容；黄云出关，半起秋色。把袂延伫①，诉尔平生。予拊手绝缨，赏其两事，则有驼峰之侧，大海之垠，波涛黑黄，混天缩地。山、会、萧三邑②，时抱鱼鳖以游。前代郡守汤公，循崖置闸，崇塘屹如③。历纪已遥，不无发罅④。耽云倡议，协殿撰⑤茹君棻经营而苴葺之。狂夫老生，据毛奇龄⑥妄议三篇，互相煽沮尔。乃毅然不顾，卒以成功。势若长虹，手恬沧渤⑦，泽国桑麻，绿于瑶草，是谁之力欤？因行郊陌，见累累枯骸，枕藉路隅，恻焉疚怀，请于前郡守铁岭李公，出俸鸠捐，施山卜葬。由是四野掩骼，一城归仁，可谓变其颓风，永锡尔类。复设同善局，遍给乌椑⑧，魂衣有差。凡诸功德，遐迩播想。今者青阳届化春风，风人吁我天坛求正药箓，将以除灾救患，拔擢沉疴，万物熙熙，同游化国。予颔其意，遂发秘函，觉世寿民，在此举矣。我闻八功德水，七宝所成。其诸宝树，七宝花叶，无不具足。一切花叶，皆含宝色。琉璃色中出金色光，玛瑙

---

① 延伫：代指归隐，郑泽《杂诗五首答钝庵》："结庐金花巅，幽室聊延伫。"

② 山、会、萧三邑：指山阴（与会稽均在今浙江绍兴）、会稽、萧山（今属杭州）三邑。

③ 屹如：高耸直立的样子。

④ 罅（xià 下）：裂缝，缝隙。

⑤ 殿撰：指状元。宋有集贤殿修撰等官，简称殿撰。明、清进士一甲第一名例授翰林院修撰，故沿称状元为殿撰。

⑥ 毛奇龄：（1623—1716）清初经学家、文学家。

⑦ 沧渤：东海和渤海，泛指大海。

⑧ 乌椑（bēi 被）：柿树的一种，其实色青黑。《文选·潘岳》："梁侯乌椑之柿。"

色中出红火光，珊瑚琥珀色中一切众宝以为条饰，诸子愿之乎？

清逸真人秘书监李谪仙翁①题

① 清逸真人秘书监李谪仙翁：指李白。

青囊序四

呜呼，青囊亡矣！虽然青囊亡而不亡，予翻怪平生天不诱予，地不驱我，无端而堕医生之彀[①]，无端而乞药石之灵，无端而际桓灵[②]末造之余，无端而值吴魏纷争之日。肝脑涂地，魂肉交飞，耿耿孤衷，虽抱寸长卓然流传于后，反不如横戈跃马者与兵子驰逐一时耳。迄今千百年来，有何不朽之功，令诸君子追述耶？今诸君子追述我矣，然而青囊已亡矣，诸君子不忍其亡，而必欲吾之补之。吾因病下药，适无成见，以人治人，有何秘方而尚烦传述耶！无以[③]，则姑传述之。夫穿胸纳饼[④]，割皮解肌[⑤]，种种神奇，诸君亦尝梦见否？自今以往，吾愿善于用者用吾方，不善用吾方勿轻用之也，毋徒以人性命相戏。漠北有异草名曰押不芦，此草能立死人，亦能立生人，凡吾医类取此。夫医者意也，思虑精则得之。药与病值，惟用一物攻之，瘳未萌之兆，气纯而愈速。今人不善脉，以情度其病，多其物以幸有功。譬猎不知兔，广络原野，冀一人之获，术亦疏已。一药偶得，他药相制，不能专力，此速愈之难也。能行其意之所通，而神明于意之外，则此道之三昧[⑥]已尽，虽谓青囊

① 彀（gòu 够）：指彀中，为弩的射程所及的范围，比喻圈套、罗网。

② 桓灵：指东汉桓帝、灵帝，均为历史上有名的昏君。诸葛亮《出师表》："先帝在时，每与臣论此事，未尝不叹息痛恨于桓灵也。"

③ 无以：没有办法；无奈。

④ 穿胸纳饼：所言为张仲景神奇医术，但并无细节。见《抱朴子·至理篇》："仲景穿胸，以纳赤饼。"

⑤ 割皮解肌：所言为扁鹊神奇医术。事见《史记·扁鹊仓公列传》。

⑥ 三昧：佛教用语，借指事物的要领，真谛。

不亡，焉可？吾性恶恶[1]，耻以医名，曹操患头风，召予日在左右，不许，卒被难云。广陵太守陈登胃疾，余治之，吐鱼三升而愈[2]。耽云能数典否？故乐叙之。

华某[3]笔

① 恶（wù误）恶（è饿）：憎恨邪恶。
② 曹操患头风……吐鱼三升而愈：事出《三国志·华佗传》。
③ 华某：指华佗。

青囊序五

开成己未岁[1]，余前生蒲柳[2]之年六十有八，冬十月甲寅旦，始得风痹之疾。体瘝[3]目眩，左足不支，盖老病相乘，时而至耳。余早栖心释梵[4]，浪迹老庄，因病观身，果有所得，何则外形骸而内忘忧恚[5]，先禅观而后顺医治。旬月以还，厥疾少间，杜门高枕，淡然安闲。吟讽兴来，亦不能遏，因成十五首，题为病中诗。中一章云：目昏思寝即安眠，足软妨行便坐禅。身作医王心作药，不劳和扁[6]到门前。古云不药中医[7]，斯言匪妄。然而医之为技，亦隶一家，疾病中人，迫而求子，固其宜矣。惟宿药新方不无枘凿[8]，心窃韪[9]之。予却世既久，不当复涉人事，顾心喜笔录，二三子又敦请数四，不揣凋歇，俾与裁成。嗟乎！是身如浮云，须臾即变灭。大化消长，适往适来；逆旅之余，终归安宅。泉明[10]生谥，岂非达人？只愿苍

---

① 开成己未岁：指唐文宗开成四年，为公元839年。

② 蒲柳：即水杨，质性柔弱且又树叶早落。比喻衰弱的体质。

③ 瘝（guān关）：病。

④ 释梵：指佛教、佛学。

⑤ 恚（huì会）：恨，怒。

⑥ 和扁：指秦景公时的医和和春秋战国时的扁鹊，均为古代名医。

⑦ 不药中（zhòng众）医：不需用药而不治自愈。语出班固《汉书·艺文志·方技略》："有病不治，常得中医。"

⑧ 枘（ruì瑞）凿：比喻事物的格格不入或互相矛盾。枘，榫头。凿，榫眼。

⑨ 韪（wěi伟）：对，是。

⑩ 泉明：即陶渊明，唐避李渊讳改称泉明。

生免为夭阏[1]已耳。兹青囊甫启，聊弁[2]数言，感泡幻[3]之容华，冀砭针于没世。若夫措施之妙，诊候之宜，尽在集中，毋庸覼述[4]。昔丁令威化鹤[5]，石曼卿乘骡[6]，百世合符，不禁临风欲绝云。

香山居士[7]序

---

① 夭阏（è 恶）：指意外死亡。

② 弁：古时的一种官帽，后泛指帽子，引申指置于前面的。此谓作序。

③ 泡幻：谓虚幻。语本《金刚经》："一切有为法，如梦幻泡影，如露亦如电，应作如是观。"

④ 覼（luó 罗）述：详细叙述。

⑤ 丁令威化鹤：典出陶潜《搜神后记》卷一："丁令威，本（汉）辽东人，学道于灵虚山，后化鹤归辽，集城门华表柱。"比喻世事变迁。

⑥ 石曼卿（992—1040）：北宋文学家，名延年，字曼卿，一字安仁，别号葆老子。《资谈异语》载："石曼卿善谑，尝出御马，一日失鞍马惊，曼卿坠地，从吏慌忙扶掖升鞍。曼卿曰，赖我是石学士，若是瓦学士，岂不跌碎乎？"

⑦ 香山居士：指白居易。

青囊序六

某请于先生曰：先生何以教弟子乎？先生曰：唯唯[①]。复请于先生曰：先生何以教弟子乎？先生曰：唯唯，在此时矣。盖先生以辅相[②]之功，裁成之道[③]，发愿于斯世甚大，而其植念也至久，至是始可。其请曰：居，吾语女[④]。夫天地之中[⑤]，惟人最灵，人之所重，莫过于命。虽修短有分，寿夭繇[⑥]天，然而寒暑反常，嗜欲生沴[⑦]，故疟寒痟首[⑧]，致毙不同；伐斧[⑨]烂肠[⑩]，摧年不一。拯斯之要，莫如良方。子知之乎？某亟请于先生曰：然则先生果何以教弟子？先生曰：唯唯。夫善医者不视人之肥瘠，而察其脉之病否而已矣。犹善计天下者，不视天

① 唯唯：恭敬的应答声。

② 辅相：辅助，帮助。

③ 裁成：犹栽培，谓教育而成就之。清汪弘隆《寄谢同门曹翼宸》：“岂信质分薄，裁成寡良师。”

④ 女：通“汝”，你。

⑤ 天地之中……莫如良方：原引或化引自梁简文帝萧纲劝医论（《初学记》、《大观本草》作《劝医文》）。

⑥ 繇：通“由”。

⑦ 沴（lì 利）：气不和，水不利，泛指病患。

⑧ 痟（xiāo 肖）首：有酸削感的头痛病。语本《周礼·天官》：“四时皆有疠疾：春时有痟首疾，夏时有痒疥疾，秋时有疟寒疾，冬时有嗽上气疾。”

⑨ 伐斧：指纵情声色。语本《吕氏春秋·孟春》：“靡曼皓齿，郑卫之音，务以自乐，命之曰伐性之斧。”汉枚乘《七发》：“皓齿蛾眉，命曰伐性之斧。”

⑩ 烂肠：指贪求美食美酒。《吕氏春秋·本生》：“肥肉厚酒，务以自彊，命之曰烂肠之食。”宋龚鼎臣《东原录》：“若以下二患烂肠之食、伐性之斧证之，当以蹶为倒也。”

下之安危，察其纪纲理乱而已矣。今理疾者众，必孟浪酬塞；爱人者鲜，误人者多。是虽日处百方，月为千轴，仍不能明其药性，洞其死生，施济之功于何而得？此盖老医口谈百药而不能体验于时，时医腕脱[①]一方而不能神明于意，此良医之所以难也。夫望而知之谓之神，闻而知之谓之圣，问而知之谓之工，脉而知之谓之巧[②]，神圣固不可及，工巧其可自弃乎？以子之请，录为一书。说不务于繁而贵乎精切，方不悖于古而不谬于今。遵而行之，广而述之，可使叶门之下，鼓响独存；雍祀之旁，箫声犹在[③]，不亦慰愿矣乎！某风尘下吏，病返田园，逡巡数年，委顿[④]转剧。赖先生之药我，一朝而霍[⑤]。窃欲以锓诸枣梨[⑥]，波及同好。某未习于岐黄之术，有志焉而未之逮，幸先生之启之迪之，诸同人之羽翼而成之，其敢自昧乎哉！

时嘉庆九年二月十有八日，会稽陈太初薰沐敬题于云门之悟真堂

---

① 腕脱：手腕脱位，形容书写忙迫紧张。宋苏辙《次韵子瞻十一月旦日锁院赐酒及烛》：“铜镮玉锁闭空堂，腕脱初惊笔札忙。”这里用以形容“时医”名声颇高（求“时医”的患者多，以致其处方忙，乃至于腕脱，是因其名声颇高之故）。

② 望而知之谓之神……脉而知之谓之巧：语本《难经·六十一难》。

③ 叶门之下……箫声犹在：语本梁简文帝萧纲《劝医论》，原作：“业门之下，鼓响独闻，雍祝之傍，萧声犹在。”“叶”：当为“业”之误，指从事医业者。鼓响：鼓声。这里指（对学医者的）励志之声。雍：古代掌烹饪之官。

④ 委顿：病困。

⑤ 霍：疾病迅速痊愈。

⑥ 锓（qǐn 寝）诸枣梨：指印行。锓，雕版。枣梨，通作“梨枣”，指书版。

附　序

自古有一定之方，无一定之病。病无定而方有定，则治且不效，而何有于神所贵乎？良医者，为能因病裁方，无定而归于有定也。懋[①]也鲁，岂曰能之，而有志于斯久矣，敢卤莽哉？聊自怡养焉耳。今受是书而读之，其从横[②]辩论，约《石室秘录》而精之，他书中有可采者亦采之，而仍采其书目，不没其善也。懋少侍母疾，凡汤药手自调，以故于药性颇详而用之。未得所要，今得其要与否曷敢知，知之以是书而已。爰盥手[③]而缀以序。

新序陈业懋识

---

① 懋：作者陈业懋自称。
② 从横：即“纵横”。从，同“纵”。
③ 盥手：洗手，喻恭敬。

目　录

卷之三

卷之四

卷之一

夫药犹火也，弗戢①将自焚也，故曰膏火自煎也，山木自寇也②。医犹殖也，不殖③将落，医非能起死人而肉白骨也，起死于未死之前也。天生五材，民并用之④。药犹兵也，兵不可一日试，不可一日不备，急则用之而怠，则弛之者情也。先生寓伍两卒旅于比闾族党之中，诚不敢以怠故忽也。今人纵欲败度，委其身于必死之地，而予他人以生之死之之权，则且以生死之权授医，医又以生死之权授药，吾见一顷投下，五中溃乱者多矣。平日之保合无方，临时仓卒⑤而安补？一已之莫恤，而遑恤人乎？戕蟪蛄之春秋，殒蜉蝣于旦暮⑥，良足悲也！夫人之所以半百而衰者，何也？曰今时之人以酒为浆，以妄为常，以欲竭其精，以耗散其真，不知持满，不知御神，务快其心，逆于生乐，起居无节，故半百而衰也。出《上古天真论》凡人不能辞暮年，而少壮恒不知耄耋⑦之苦者，途穷则计蹙，年富则气雄也。稔⑧知其后日之衰，则知今日之盛为可惜也。且夫动作

---

① 戢（jí 及）：收敛。

② 膏火……自寇也：语出《庄子·人间世》，比喻因有用而不免于祸。

③ 殖：孳生。

④ 天生五材，民并用之：语出《左传·襄公二十七年》。五材，指木火土金水五行。

⑤ 仓卒：仓促。

⑥ 戕（qiāng 枪）蟪（huì 惠）蛄……旦暮：谓伤害本即短暂的寿命。蟪蛄、蜉蝣，均生命短暂的昆虫。《庄子·逍遥游》："蟪蛄不知春秋。"《夏小正》："蜉蝣者，渠略也，朝生而暮死。"

⑦ 耄耋（màodié 冒碟）：八九十岁。

⑧ 稔（rěn 忍）：熟悉，习知。

出入之顷，造次颠沛之余，古人所以如临深渊，如履薄冰，身体发肤，不敢毁伤者，非好生而恶死也，修身以俟之，顺受其正也。是故久视伤血，久卧伤气，久坐伤肉，久立伤骨，久行伤筋。出《宣明五气篇》其节五气而宣明之者，犹夫《周礼》疡医所谓以酸养骨，以辛养筋，以咸养脉，以苦养气，以甘养肉，以滑养窍之调五味而均节之者，皆所以补人之不足，而导物之有余也。奚以明其然也？盖人之一身犹小天地，形不足补之以气，精不足补之以味。味养精，谷养形，药疗病。养精为本，养形为次，疗病为末。出《素问》故医者视其五气五脏所出之气，心肝脾肺肾也；视其五声言语所出之声，宫商角徵羽也；视其五色面貌所发之色，青赤黑白黄也。三者皆属五行，相生则生，相克则死，故以此视焉。何谓五行？木植立地中似骨，金缠合异物似筋，水流行地中似脉，火出入无质似气，土兼四者似肉。滑，滑石也，凡诸滑物通利往来似窍也。（论本朱氏）天失五行则生疠，人失五行则生邪，勇者气盛则克邪，怯者则著之为病。邪之所在皆为不足，故上气不足，脑为之不满，耳为之苦鸣，头为之苦倾，目为之眩。中气不足，溲溺为之变，肠为之鸣。下气不足则乃为痿厥心悗。出《口问篇》《卫气篇》曰：下虚则厥，上虚则眩。诚哉是言也！是以智者之养生也，必顺四时而适寒暑，和喜怒而安居处，节阴阳而调刚柔。如是则僻邪不生。出《本神篇》今也不然！寒暑以愆，喜怒以乖，阴阳以僭。如是，虽欲不死，得乎？当其未病则已病，迨其既病则已死。兵之一溃而不可禁也，火之一纵而不可制也。故人自恃其盛，则日即于衰矣。之死而之生之，吾见亦罕矣。此无他，平居之保合，以为迂远而忽之，临时不治，则诚仓卒而无补也。

《书》曰：满招损，谦受益。此言观道，可以喻疾。是故日盈则昃，月盈则亏，天之损也。下流则壅，上流则涸，地之损也。营气虚则不仁，卫气虚则不用，营卫并失则不仁且不用。出《逆调篇》人之损也，益而损之之易，损而益之之难。百病之源，必乘虚损而入。故吾论医之要，亦必以虚损为先。且论今日之医之与今日之病，尤必以虚损为先也。何者？凡今之人，不虚损者十一，而虚损者且什九，是可悲也！

治虚损论

凡虚损之证，千名万状，变态不同。总而言之，则人赖以有存者，唯此生气之常盈，而其病为虚损者，惟此元气之告竭。是故气虚者，阳虚也；精虚者，阴虚也。何言乎阴虚？火盛水衰，营卫燥而精液枯也。何言乎阳虚？水盛火衰，脏腑寒而脾肾败也。此皆阴阳偏困①，积渐而然，匪一朝一夕之故。治此者但当培其不足，不可伐其有余。夫既虚损，而再去所余，则两败俱伤矣。如莳②花然，一半发生，一半枯萎，倘并其生枝而剪之，则枯者既枯，而生者亦尽，岂不殆哉！惟是阴阳之辨，尤不可以冒昧参。盖阴阳之中复有阴阳，且有似阴非阴，似阳非阳者，务宜细按其脉络之盈虚，用加减法以治之。若夫阴阳两虚，则阳为有生之本，理宜扶阳。而阴为助阳之资，亦须滋阴。用加减方。滋阴居三，而扶阳者居其七，庶几不偏不倚，可以扶危持颠③。乃《景岳全书》谓此种病因宜单用扶阳，是

---

① 困：涩滞，谓因受损而虚衰。
② 莳（shì 是）：栽种。
③ 扶危持颠：谓救治危重的病人。颠，跌倒，指危重的病人。

仍抱火积薪而寝其上也，必不尔也。

凡损伤元气者，本皆虚证。而古方以虚损、劳瘵各隶一门，则病似乎有异。盖虚损之谓，或猝然困惫于俄顷，或孑然[1]发见于片端。勿论脏腑经络间，但琢丧[2]其元神，即无非虚损。病至积而成劳瘵。则其千变万态之不同者，或以骨蒸，或以干嗽，甚或吐痰吐血，营卫两索[3]而尪羸[4]不支。此盖本末俱竭而然。故虚损之虚，或中于阴，或中于阳，根株未深，多宜温补。若劳瘵之虚，深在阴中之阴分，多有不宜温补者。宜温补者病易治，不宜温补者病难治。此虚、劳虽似乎有异，而其实劳瘵之损即损之深而虚之甚者耳。虚损不愈，则日积成劳矣。故论医当自治损始。

凡似损非损之证，惟寒邪郁结者有之。盖以外邪初感，不为解散，而误作内伤。或用清凉，或用消导，以致寒邪郁结，久留不去，而为寒热往来，甚而潮热咳嗽。其证大类乎虚损。若竟以治损之法治之，则滋阴等剂愈以留邪，邪匿既深，热蒸逾久，非损而成损矣。不知虚损之证，必有所因，而外感之邪，其来则骤。故或身有疼痛，而微汗则热退，无汗则复热，与夫大声咳嗽，脉虽弦紧而不甚数，或兼和缓等证，则虽病至一二月，而邪犹未去，病终不退者，元非虚损，不当以治损之治治之也。

凡疾病误治及失于调理者，病后多成虚损。盖病有虚实，

---

① 孑然：孤单的样子。

② 琢丧：谓严重损伤。

③ 索：衰竭。《左传·襄公八年》："悉索敝赋，以讨于蔡。"

④ 尪羸：衰弱。

治有补泻，补泻两宜，斯为上工。如作画然，画在无画之处，如作字然，字在无字之处，何者其神理透也。今之医，固不知神理为何物，而且并其邪正缓急漫不之省，以致伐人元气，摧人本根。而随药随毙者，且踵日①相接。其有幸而获免，而受其剥丧②，遂至身如风叶，而不复自持者，此庸医之罪也。若夫失于调理，旋至不起，则亦自取之而自受之耳，其又何尤③焉。

凡自取之而自受之者，不独病者然也。其未病而酿成其病者多有之矣。夫人思虑过甚则多至于伤神，神应乎心，心伤而脾亦应之。伤之不已，则劳损在脾。脾气既伤，则结而为噎膈，为呕吐，而饮食不能运。饮食不能运，则血气日滞，肌肉日落，精神日削，而四肢不为用。于是乎生胀满、泄泻等证。此伤心脾之阳也。夫人孰无思，而辗转之余，辘轳难解，则劳伤遂至此矣。且天下之事，不如意者常八九，而一月之内，得笑口不过二三。故人之忧思每多。兼用而心脾肺于以并伤，心脾肺并伤，以致损上焦阳气。而二阳之病发于心脾，酿成虚损之证者，断由乎此也。

凡情欲之感，不无邪思。邪思既深，又与忧思不同，而伤惟在肾。盖心耽于逸乐，而肾亦应之君。火动于上，则相火动于下。夫相火者，水中之火也，静而守位则为阳气，炽而无制则为龙雷④。而涸泽燎原，无所不至。其在于肾，则为遗淋带

---

① 踵（zhǒng 肿）日：一天接着一天。
② 剥丧：损害。司马光《京房对汉元帝》：“天实剥丧汉室。”
③ 尤：责备，怪罪。
④ 龙雷：即龙雷之火，此指阴虚之火。

浊，而津液渐以干枯。炎上入肝，则逼血妄行。而营虚则筋骨酸楚，又上入脾，则脾阴大坏，发为虚热，而饮食多化涎痰。又上入肺，则皮毛于以扃固①，而为咳嗽咽嗌，甚至喑哑声嘶。此皆无根虚火，阳不守舍，而光焰诣天②，自下而上，由肾及肺，元神俱耗，上实下虚，是诚剥极之象也。若夫兰房③寂静而有女怀春，香阁④虚寥而禅心不永。每至私情系恋，目短斜阳，春光断肠，形如槁木。或对面千里，望而不见，则心若悬旌，真阴日亏，病至莫救。凡诸此类，非予妄言，五劳之中莫此为甚。稍知养生顺命，慎毋蹈此危机哉！

凡七情伤肾，恐亦致之。《素问经》曰：恐则精却。又曰：恐惧而不解，则伤精，精伤则骨痠痿厥，精时自下。又有猝然恐者，或阴缩，或溺遗，此皆伤肾之验也。然恐固伤肾，而怒亦能伤肾。经曰：肾盛怒则伤志，伤志则喜，妄其前言，腰背不可以俯仰屈伸，则知盛怒不独伤肝，而肾亦受其害也。

凡怒生于心，肝必应之。怒不知节，则劳伤在肝。盖肝乃阴中之阳脏。故肝之为病，有在于阴者，有在于阳者。或火因怒动，而逼血妄行，气逆于上，而为胀痛喘急者，此病在阴者也。或气以怒伤，木郁不伸，以致侵脾，气陷于下，而为胀，为泄，为痛，为痢，为饮食不下者，此病在阳者也。随怒随消者，未即致病，脏气坚固者，未必致病。惟天生禀弱，而三阴易损者，使不受之以节，则东方之实，每致西方之败也。然怒

① 扃（jiōng 窘阴平）固：闭塞。
② 诣天：上冲于天。
③ 兰房：犹香闺，指妇女所居之室。
④ 香阁：指佛寺。

固伤肝，而悲哀更能伤肝。经曰：肝盛怒则伤魂，伤魂则狂妄不情。故怒盛伤肝，肝气实也，悲哀伤肝，肝气虚也。但实不终实，而虚则终虚耳。虚而不顾，必成劳损，而治者当察其邪正焉。

凡惊气入于心，而尤能伤肝胆。盖惊则心无所依，神无所合，虑无所定，则气伤矣。气主东方，东方色青，入中乎肝，此所以惊能动心，而尤能伤肝胆也。心为君主，固不可伤，而胆乃中正之官，实少阳生气所在，故十一脏阳刚之气，皆毅然就决于胆。若或损之，则诸脏生气如冰消瓦解，其危立见。尝见有微恐伤胆者，必须安心养神，神还则胆自定。倘畏惧不解，必成虚损，或致胆汁泄而通体黄肿，嘿嘿①无言，皆不可救。

凡色欲过度者，多成劳瘵。盖人自有生以后，实赖后天培养，以为立命之基。是故精全则神强，神强者寿。精虚则气亏，气亏者夭。其或赋禀本薄，苟能自保？以补其不足，则必不至于伤生，而且可以臻寿考。若纵欲恣意，再耗后天，旦旦而伐之，吾未见有能生者矣。又有年将未冠②，壬水方生，保养萌芽，正在此日。而乃无知孺子，遽③摇女色，吾见苞萼未成，而本实先拨者多矣，良可哀也！此而伤生，咎将安责！而论者谓此其责不在孺子，而在父师。必须先立明训，俾知养生之道。若童子何知，冒昧行之，不预为之制，而徒苍忙④呼吁，临时惨戚，亦曷济乎？呜呼！此拔本塞源⑤之论，而未免于迂阔之

① 嘿（mò 莫）嘿：同“默默”。

② 未冠：未满20岁。

③ 遽（jù 聚）：过早。

④ 苍忙：匆忙。

⑤ 拔本塞源：拔起树根，塞住水源，比喻毁灭根本。

谈也。夫幽独之中，清夜之地，辗转伏枕，是岂父及察之而师能规之者哉？其亦可以自勉矣。

凡劳倦不顾者，多致召损。夫人生宇宙，孰能免一日之劳。如奔走食力之夫，朝析蝇头，夕争蜗角，营营①终日而不敢告劳者，彼岂不知劳哉！顾劳有当劳，有不当劳之分耳。盖贫贱之劳，虽拙于安身，而作息有度，但求以糊口，而荣辱无关。则其劳也，习以为常贫也，非病也。惟是安闲柔脆之辈，而苦竭心力，斯其病有因而立致者矣。或穷于名利飘风雨雪之途，或困于狭邪②中酒烟花之夕。或萤光照字，诗书竟至厄人；或螳臂当车，斗很居然与敌。或忘餐废寝，长为儿曹作马牛，或烧汞炼铅，妄思夫妇成龙虎。或因博奕而丧于游手，或因疾病而误于庸医。总之，不知自量而务思勉强，矫所不能以自逞其能，则一切妄作妄为，无非召损。而彼农工商贾，自然之衣食，本分以求之者，不足与于劳焉。故凡虚损之劳，虽曰伤脾，而若此诸劳不同，则是伤筋，伤骨，伤气，伤血，伤精，伤神，伤皮毛、肌肉。五脏之病，且纷至而沓来矣。嗟乎！嗜欲害人，咎缘自取，而命途多舛，谁为厉阶③？屈子《离骚》，伤美人之谣诼④，王孙垢弊，感漂母之沉沦。人孰无劳，劳胡可度。然而死生有命，富贵在天，早知运会之不齐⑤，胡不留其身以有

---

① 营营：劳碌奔忙不已。

② 狭邪：小街曲巷，指妓院。

③ 厉阶：祸端的由来。《诗·大雅·桑柔》曰：“谁生厉阶，至今为梗。”

④ 谣诼：造谣中伤。

⑤ 齐：通“济”。

待？果其遭逢之终蹇①，不妨随所遇而皆安。古之人，山月受盟而松风结啸者，盖将举穷愁落莫，付之苍茫。不愿以殚精、劳神、死亡为蜉蝣之续也。能知乎此，夫亦可以不勉强于劳矣。吾师广成子有言曰：不劳女形，不摇女精，乃可以长生。今虽不慕长生，而养生之方，可弗于此三致意哉。

凡虚损之证，具道如前。大抵酒色、劳倦、七情、饮食所致。或先伤在气，气伤则及于精。或先伤在精，精伤则及于气。精气在人，谓之阴分。盖阴为天一之根，形质之祖，故凡损在形质，统曰阴虚。其大目也。若分而言之，则有阴中之阴虚者，厥病发热躁烦，头红面赤，唇干舌燥，咽痛口创，吐血衄血，便血尿血，大便燥结，小便痛涩等证。其有阴中之阳虚者，厥病怯寒焦萃②，气短神疲，头晕目眩，腹痛飧泄，二便不禁等证，甚或咳嗽吐涎，遗精盗汗，腰骨疼痛，心神恍忽，肌肉尽削，梦与鬼交，及妇人月闭等证。则无论阴阳，凡病到极处，势所必至，总由真阴之亏耳。然真阴所居，惟肾为主。盖肾乃精血之海，而人之生气即同天地之阳气，无非自下而上，所以肾为五脏之本。肾水亏，则肝无所滋而血燥生。肾水亏，则水不受源而脾痰起。肾水亏，则心肾不交而神色败。肾水亏，则盗伤肺气而咳嗽频。肾水亏，则阳孤无主而虚火炽。是故虚劳诸证，其病甚于外者，必其蠹③甚于内者也。其病甚于上者，必其竭甚于下者也。虚邪之至，甚则归阴，五脏之伤，穷必及肾。迨阴阳两脱，虽和缓不得施其功矣。夫所贵乎上医、中医

---

① 蹇（jiǎn 剪）：困顿。

② 焦萃：通“憔悴”。

③ 蠹（dù 肚）：侵害。

者，亦能医之于预而已矣。

凡阳虚者多寒，非谓外来之寒也，阳亏则寒生于中。或春服既成，而尚须重茧①；或秋风未至，而已戒授衣②。或聆虚响而魂惊，或俯高楼而胆怯。此皆阳虚不足，而阴寒早伏于中也。阴寒早伏于中，则外来之寒即有以乘间而入。治此证者，宜温补元气，培其本根，使阳气渐回，而真元自复矣。若有外寒在内者，则先投以发散之剂，而后稍稍清补之。盖阳虚之候，多得之忧愁思虑以伤神，或劳倦不节以伤力，或色欲过度而气随精去，或素禀元阳不足而寒凉致伤等证，皆阳气之所由损也。欲补阳气，宜甘辛温燥之剂，切不可用清凉寒滑之品，以残其发生之气。如生地、芍药、天麦门冬、沙参之属，俱非所宜；而石斛、元参、知、柏、芩、连、龟胶之类，亦断断不可用也。

凡阴虚者多热，以水不济火，而火盛上炽也。此病多得于酒色、嗜欲，或愤怒、邪思、流荡、狂劳，以动五脏之火。而素禀元阴不足者，尤多此证。治之者宜用甘凉醇静之物。若阴中有火者，大忌辛温，如干姜、桂、附、破故纸、苍术、白术、半夏之属，皆不可轻用。即如参、芪、枸杞、当归、杜仲之类，亦系阴中有阳，须酌宜而用之。盖恐阳旺则阴逾消，热增则水逾涸耳。但阴虚多由于水亏，而水亏者又不可太用寒凉，不得已而用寒凉，亦当参壮水之剂，可止则止，以防其败也。

凡虚损咳嗽，虽五脏各有所病，而专主则在肺肾。盖肺为

① 重茧：厚绵衣。《左传·襄公二十一年》：“重茧衣裘，鲜食而寝。”杜预注：“茧，绵衣。”

② 授衣：谓制备寒衣。古代以九月为授衣之时。《诗·豳风·七月》：“七月流火，九月授衣。”

金脏，金之所畏者，火也，金之化邪者，燥也，燥则必痒，痒则必嗽。正以肾水不能制火，所以克阴，阴精不能养气，所以病燥，故为咳嗽、喘迫、咽痛、喉创①、声哑等证。宜用甘凉至静之品滋养肺金，使肺肾相生，水火交得。肺金不铄，然后真阴可复，而嗽自愈矣。

凡虚损之病多由阴虚，阴虚必血少，而指爪为精血之余，故于诊候之时，但验其指甲干黄，大有枯槁之色，则其病已十分之七八矣。此于脉色之外又一察证之方，而病之浅深即可因是以不爽也。

凡虚损之脉甚急、甚数、甚细、甚弱、甚涩、甚滑、甚短、甚长、甚浮、甚沉、甚弦、甚紧、甚宏②、甚实者，皆劳损之脉。然无论浮沉大小，但渐缓则渐有生气。若弦甚者病必甚，而数甚者病必危。其有弦细，而再加紧数，则百无一生矣。

凡劳损本无外邪，故虽病至易箦③，中不溃乱而反皎皎④于前者，其中虚则静也。若别无邪热，而谵妄多言者，此心脏之败，神去之兆也，必死。

凡劳嗽、喑哑、声不能出及喘迫气短者，此肺脏之败也，必死。

凡劳损，肌肉尽脱者，此脾脏之败也，必死。

凡劳损筋骨疼痛，若痛至极而不可复忍者，乃血竭不能荣筋，此肝脏之败也，必死。

---

① 创：通“疮”。
② 宏：通“洪”。
③ 易箦（zé 责）：更换床席，谓人病重将死。
④ 皎皎：指内心清晰明白。

凡虚损至大便泄泻，不可禁止，泻之既久，则阴缩尿滴者，此肾脏之败也，必死。

凡此五必死之证，临时则决不可救。知临时之不可救，孰若先期而慎之为愈乎？盖死生虽曰天定，而寿夭亦由人为。彼夫寿至期颐[①]者，不必天祝之于册，曰寿考也。而生而夭札[②]者，不必天署之于简，曰夭魂也。其保养之则长生，而朘削[③]之则遽死耳。人之一生，莫不由于精气。精气之大源，莫不本于五脏。故凡不死之证，其脏腑全也。若五脏之中，而偶亏其一，则彼四者亦牵连耗竭，而精气无所滋。精气无所滋，则虽五官不即败亡，而生机已绝，一旦病端著见，即卢扁曷能有功乎？五脏之中，惟肺尤易受病，亦能禁病。或咳吐至八九年、或嘶哑至三四年迟迟以绝者，多矣。要之，同归于尽而已矣。养生者其可不自慎耶？

凡劳损，吐血衄血之后，嗽不能止，而痰转甚者，此盖肺金铄尽，而饮食不能滋，血随食化痰，虽非血而实血之类也，故其痰液必含血腥。未几而红丝杂于痰中，则心血已尽矣。经曰：自血出者死。故凡痰之至多至渴者，皆不可治。

凡虚损，有劳倦一证，即东垣所谓内伤证也。夫疾病在人，但非外邪，而受病于内者，皆谓之内伤。而东垣仅以饮食失节、劳倦不足者为内伤之证，其故何也？盖外感内伤，俱有发热畏寒等疾。外感寒热者，即伤寒也。内伤寒热者，即劳倦也。其

---

① 期颐：指100岁。

② 夭札：早死。《左传·昭公四年》：“疠疾不降，民不夭札。”杜预注：“短折为夭，夭死为札。”

③ 朘（juān 捐）削：侵损。

病本相类，故东垣特加内伤二字，以为外感之判。设不之详察，而内伤寒热者竟以攻散之药治之，岂不误苍生哉！

凡人劳倦饥饱，皆能致伤。其害先丛于脾胃，病见则为发热恶寒，头烘，腹鼓，有类伤寒诸证。此盖内伤、外感兼而有之，即所谓内伤风寒是也。若以此为真伤寒，则既因内亏，实由不足，是伤寒正治之法不可施也。若以此为非伤寒，则甚至发斑、发谵、结胸、缩舌等证无所不有，此而不曰伤寒，则人不服也。观李东垣曰：大梁被围之后，死者甚多。岂俱由风寒者？诚隽言[①]也。然而为兵革所困者，其患明。为名利所伤者，其患暗。今人多以劳倦，而卒成伤寒，无非此类。医者不察，勿论虚实，概曰伤寒，每至不治，岂其天年之果尽耶？是可悯也。

凡饥饱劳倦能损人者，何也？盖人以饮食为生，饮食以脾胃为主，今饥饱不时，则胃气伤矣。又脾主四肢，今劳倦过度，则脾气伤矣。夫人以脾胃为养生之本，根本既伤，焉有不病。而人不知慎，病斯及已。故有以劳倦致动虚火而病者，有以饥馁致伤中气而病者，或以劳倦之后加之忍饥，或以忍饥之余加之劳倦。二者皆足以致病。而二者之中，则尤以受饥为甚。是故饥时不可临疾，（言问人疾也）饥时不可劳形，饥时不可受寒，饥时不可任性，饥时不可摇精，饥时不可酬应，知此数者，即却病养生之要道也。凡犯此者，不独贫贱者为然，而富贵人尤多有之。盖有势不容已，则未免劳心竭力，而外邪得乘虚以入者，皆脾胃不足之证也。时医不察，概曰伤寒。但知泻火逐

① 隽（juàn 倦）言：儁，同“隽”。意味深长的话。

邪及汗吐下三法，不知忘食忘劳，既误于己，再攻再削，又困于医。标本俱竭，其能久乎？嗟夫！人生贵适意耳，与其忧百年，而百年终死，毋宁乐一息，而一息已生。名利场中，其阏人天年不少矣。或严寒车马，谁怜懔冽于关山；或盛暑衣冠，难免蒸淫①于午夜。及其稍自暇逸，而又以虚火中焦之故，驰骋于花明柳暗②之乡，朝趋珠履之三千③，夕赏金钗之十二④。红灯绿酒，箫管齐飞；宝帐银缸⑤，屏帏斜掩。此其中有不得过而问者矣。卒之日朘月削，瘖等羸牛；雨僽风僝⑥，蘧同梦蝶⑦。而论甘忌辛之辈，偏以贵人善病，争献新方。稽灵药于人，衔生在羊肠之岭；问王孙于蓍草，钻同龟甲之房，以致郁结外邪，招摇内蠹，逡巡⑧就毙，岂非开门揖盗之尤者耶？

李东垣曰："古之至人，穷阴阳之造化，究乎生死之际。所著《内经》，悉言人以胃气为主。胃为饮食之主，所云元气、谷气、营气、卫气、清气、春升发生之气，此六者，以谷气上行，皆胃气之别称也。"⑨ 使谷气不能升浮，则生长之本已亡，而无

---

① 蒸淫：此谓过度受热。

② 花明柳暗：指妓院等风月场所。

③ 珠履之三千：即三千珠履，形容贵宾众多且豪华奢侈。典出《史记·春申君列传》："春申君客三千余人，其上客皆蹑珠履以见赵使，赵使大惭。"

④ 金钗之十二：典出《红楼梦》之"金陵十二钗"，比喻众多的美女。

⑤ 银缸：银制的灯盏、烛台。

⑥ 雨僽（zhòu 昼）风僝（chán 缠）：指风雨交相摧折。典出元·柯丹邱《荆钗记·庆诞》："椿老萱衰，只恐雨僽风僝。"僽、僝，摧残。

⑦ 蘧同梦蝶：典出《庄子·齐物论》，喻过早死亡。蘧，通"遽"，突然；很快。

⑧ 逡（qūn 群阴平）巡：因有顾虑而犹豫徘徊。

⑨ 古之至人……皆胃气之别称也：出于《内外伤辨惑论·饮食劳倦论》。

阳以护其营卫。营卫既败，则不胜风寒而发为寒热，此胃气不足之所致也。但与外感风寒者毕竟不同。盖外感风寒，止伤其形；内伤风寒，乃伤其气。内伤则不足，不足者补之；外伤则有余，有余者泻之。是故汗之、吐之、克之、下之，皆泻也；调之、和之、温之、养之，皆补也。内伤不足之证，苟误认作外感有余之证而反泻之，是虚其虚也。《难经》云："实实虚虚，补不足而损有余①。"若此死者，医杀之耳。然则奈何？曰：惟以甘温之剂补其中，升其阳，甘寒以泻其火，则愈。《内经》云："劳者温之，损者温之②。"此岂予之私言哉？

又曰：有因劳倦而无外感者，或身虽微热，而脉缓大无力，全不紧数，或懒言嗜睡，或身常有汗。此即劳发之证，自与外感之头痛、脉紧、筋骨酸楚者不同，治尤以温补为主，气复则愈。

又曰：外伤风寒者，其气壅盛而有余；内伤饮食劳倦者，其口鼻中气皆短促，似不能息。何以分之？盖外伤风寒者，心肺元气初无减损，又添邪气助之，使鼻气壅塞不利，中气并从口出，每发一言，必前轻后重。其声壮厉而有力，乃有余之验也。伤风则决然鼻流清涕，其声嘎，其言响，如从瓮中出，亦前轻而后重，高揭而有力，皆气盛有余之验也。内伤饮食劳倦者，心肺之气先损，为热所伤。热既伤气，四肢无力自动，故口鼻中皆短气、少气、上喘、懒语，人有所问，十不欲对其一。

---

① 补不足而损有余：当作"损不足而益有余"。据《难经·八十一难》曰："无实实虚虚，损不足而益有余。"又曰："实实虚虚，损不足而益有余。此者，中工之所害也。"

② 劳者温之，损者温之：语出《素问·至真要大论》。

即勉强答之，其气亦怯，其声亦微，是其气短少不足之验也。明白如此，虽妇人女子犹能辨之，岂有医者而反不通晓乎？

张景岳曰[①]：凡饮食伤脾之证，有寒伤，有热伤，有暂病，有久病，有虚证，有实证。热者、暂者、实者，人所易知；寒者、久者、虚者，人多不识。如今人以生冷瓜果致伤胃气，而为泻、为痢、为痛之类，人犹以为火证，而投以寒凉，是不知寒证也。有偶因停滞而为胀、为痛者，人皆知其实也。然脾胃强壮者，即滞亦易化。唯其不能化，则病由中虚。或不食亦知饥，少食即作胀；或无饥无饱，全然不思饮食；或胃虚兼呕，而腹满彭亨[②]；或火不生土，而随食随吐；或中气不化，则胸膈间常若有所鲠，而本非饮食之滞；或因病伤胃气，则久不思食，而并非中满之故。种种不一。且胃病于暂者多实，脾病于久者多虚。时医于此，无论邪正久暂，概用开胃消导等剂，是不知有虚证也。盖脾胃之职，原以化食为能，今既不能化食，乃其所能者病矣。而尚可专力克化，以害其能乎？且凡欲治病，必先藉胃气以为行药之主。胃气实者，攻则易去，而病可速除，以胃强而药易运也。胃气虚者，攻亦不去，非药不能去病也，以胃虚本弱，攻之则愈弱，而药愈不能行也。若久攻之，非特药不能行，而元气必致愈伤，病必愈甚。全害其能，期于死矣。况体质贵贱，尤有不同。彼藜藿[③]凡夫，及新暴之疾，自宜消伐速去为善。倘以弱质弱证，不论虚实，遽用欲速攻治之方，

---

① 张景岳曰：以下论述语本《景岳全书·杂证谟》。

② 彭亨：鼓胀。

③ 藜藿：指粗劣的饭菜。《文选·曹植》："予甘藜藿，未暇此食也。"刘良注："藜藿，贱菜，布衣之所食。"后代指贫贱的人。

则无不危矣。

又曰：人喜冷食者，其内多热。人喜热食者，其内多寒。故内寒者恶寒，内热者恶热，其性然也。然热者嗜寒，多生中寒；寒者嗜热，多生内热。此《内经》所谓“久而增气，物化之道也；气增而久，夭之由也①”。故治病者当于人素禀中察其饮食偏胜之弊。

又曰：饮食致病，伤于热者，多为火证，而停滞者少；伤于寒者，多为停滞，而全无火证。要之，饮食之伤，因寒物者居多，而温平者次之，热者又次之。故治病必问其所因。

又有非食而疑食者，曰：某日曾食某物，是日即病矣。医者不察，一闻此言，且胃口不开，先用治食之剂。夫人之于食，谁则能免者？岂必预为停食以待病之至，方信其为无食乎？及其病也，或以劳倦，或以七情。疾生不测，而医者乃以攻治之治治之，所谓虚其虚者也。则凡无证无据，而妄意揣度以厄人之年者，皆此类也，良可慨夫！

节论脾胃方

人赖脾胃为养生之本，则在于健与不健耳。而健脾三方，如洁古之枳术丸，东垣之平胃散及补中益气汤，皆今古相沿，以奉为标准者也。夫所谓平胃者，欲平治其不平也。此东垣为胃强邪实者而设，若胃气已虚，则非所宜也。今见方家竟以此为常服补胃之剂，动辄用之，而不明可否，厥误多矣。

洁古枳术丸以白术作君，脾得其燥，所以能健。然以枳实

① 久而……由也：语出《素问·至真要大论》。

为佐，其味苦峻，有推墙倒壁之功，此盖寓攻于守之法。惟脾火不清而邪盛者正当用之，若脾气虚者则又非所宜也。今人不察，相传为补脾要剂而朝吞暮饵①，或以小儿尪瘠②而制令常服，适足以伤其气而助其弱焉耳。

补中益气汤乃东垣独得之心法，盖以脾胃属土，为水谷之海，而五脏生成惟此是赖者，赖其生长之气运而上升，故由胃达脾，由脾达肺，长养万物，滋溉一身，胥由乎此。即在地中之土，其气亦然。是以春夏之土能生能长者，以得阳气而上升，升则向生也。秋冬之土不生不长者，以得阴气而下降，降则向死也。今本方以升柴助升气，以参苓归术助阳气，东垣立方之意尽善矣。第肺本象天，脾本象地，天地既交，所以成泰。而不知泰之前犹有临，临之前犹有复，此乃三阳之元始。固当参以景岳补阴益气煎，使两方相济为用，正以助临复之气，庶乎得补阳之大法，而足尽东垣之苦心也。

补中益气汤元为扶阳而作，然补阳之义则亦有宜否之别，用者不可不知。假如东垣用此以治劳倦、内伤、发热等证，虽曰为助阳也，非发汗也，然实有不散而散之意。故于劳倦感寒及阳虚疾疟、脾气下陷等证，则最所宜也。若全无表邪寒热，而但有中气亏甚者，则升柴之类大非所宜。何也？盖升柴之味皆兼苦寒，升柴之性皆专疏散，虽曰升麻入脾胃，柴胡入肝胆，能引清气上升，然有邪者固可因升以散之，使或无邪，能不因散而愈伤其元气乎？即曰此汤以补剂为主，而惟藉升柴以引达清气，不知微虚者尚可出入，大虚者必难假借。当此之时，纯

① 朝吞暮饵：形容一整天都在吸收，进补。
② 尪瘠：瘦弱。

用培补，犹恐不及，而再行泄散，安望成功。且凡属补阳之剂无不能升正，以阳主升也。用其升而不用其散，斯为补阳之妙法。此中自有元机，又何藉升柴以达之乎？故寇宗奭[①]极言五劳七伤之大忌柴胡者，诚独识之论。而李时珍又矫说以辟之，惟张景岳为揭其要，曰：散者断不能聚，泄者断不能补，凡味之苦寒者，亦断非扶阳之物。[②]只此数语，便是断案。而雌黄之口，亦可以关之矣。诸证之中，凡其断断不宜用苦寒者，如表不固而汗不敛则不可用，外无表邪而阴虚发热则不可用，阳气无根而格阳戴阳则不可用，阴虚阳欠而气促似喘则不可用，命门火衰而虚寒泄泻则不可用，四肢厥逆而阳虚欲脱则不可用，凡诸不可用而冒昧用之，则害其生矣。今之方家多窃补中益气汤，谓可以补阴，而不论虚实，用辄伤人。嗟乎！古法虽良，成规待议，当夫病际危迫，则一丝一线实生死之转关，乌在可冒昧云乎哉！

王节斋[③]曰：人之一身，脾胃为主。胃阳属气，脾阴主血。胃司受纳，脾司运化。一纳一运，化生精气。津液上升，糟粕下降，斯无病矣。人惟饮食不节，起居不时，损伤脾胃。胃损则不能纳，脾伤则不能运，脾胃俱损，运纳皆难，元气斯弱，百邪易侵，而闷满、痞块、关格、逆吐、胀痛、泄痢等证作矣。是以洁古制枳术之丸，东垣发脾胃之论，令人常以调和二者为主，后人称为医中王道，厥有旨哉。

---

① 寇宗奭：宋代药物学家，政和（1111—1117）间任通直郎，于本草药性尤有研究，著《本草衍义》3卷。

② 散者……扶阳之物：语出《景岳全书·杂证谟·饮食门》。

③ 王节斋：即明代医家王纶，字汝言，号节斋，慈溪人。曾著《本草集要》八卷、《明医杂著》六卷等。

脾胃为水谷之海，得后天之气也。何者？人之始生，本乎精血之原。人之既生，由于水谷之养。非精血无以植形体之基，非水谷无以成形体之壮。精血之司在命门，水谷之司在脾胃。故命门得先天之气，脾胃得后天之气也。水谷之海，本藉先天以为主，而精血之海，尤赖后天以为资。故人之自生至老，凡先天之气有不足者，苟得后天培养之力，则补天之功亦可居其强半。且人之情性、资质，无一不关于胃气。盖土性厚重，而轻薄者少胃气；土色苍正，而夭韶者少胃气。是知土气为万物之源，胃气为一身之本。胃强则强，胃弱则弱，有胃则生，无胃则死。此养生家必当以脾胃为先，而脾胃受伤之处，所不可不察也。脾胃之伤于外者，唯劳倦最能伤脾，脾伤则表里相通，而胃受其困者特甚。脾胃之伤于内者，惟忧思忿怒最能伤心，心伤则子母不通，而化源胲膈①者为甚。昔有柳君公度善于摄生，或问其致寿之术。则曰：我无他也，但不以气海暖冷物熟生物，亦不以元气佐喜怒耳。此善养脾胃之道，所以即能致寿。故凡欲察病者，必当察其胃气；欲治病者，必当常管胃气。胃气无损，一无可虑。奈何今人习矣不察，初不知元气、胃气为何物，一味止知攻病，开声便说有火，以致败人胃气，绝人谷气，不可胜数。殊不知病之与命，孰为重轻？正之与邪，孰为缓急？且此中的确之用，孰者宜先，孰者宜后，自有一定之标准，而非可以意妄求者也。

《玉版》② 篇曰：人之所受气者，谷也；谷之所注者，胃也。胃者，水谷气血之海也。海之行云气者，犹天下也；胃之

---

① 胲膈：即“隔阂”。

② 玉版：指《灵枢·玉版》。

出血气者，犹经隧也。经隧，五脏六腑之大络，迎而夺之而已矣。是故治病者当以夺胃之功为第一。

脾胃有病，自宜治脾。然脾为土脏，灌溉四旁，是以五脏之中皆有脾气，而脾胃中亦皆有五脏之气。此其互相为用，有可分而不可分者在焉。故善治脾者能治五脏，即所以调脾胃也。能治脾胃，而使食进胃强，即所以安五脏也。今人但知参、苓、枳、术、山楂、麦芽、厚朴、神曲之类乃为脾胃之药，而不知风、寒、湿、热皆能犯脾，饮食、劳倦皆能伤脾。如风邪胜者宜散之，则麻黄、桂枝、柴胡、干葛之类皆是也。寒邪胜者宜温之，则桂、附、干姜、丁香、茱萸之类皆是也。热邪胜者宜寒之，则芩、连、知、柏、栀子、石膏之类皆是也。湿邪胜者宜燥之，则苍术、白术、半夏、猪苓之类皆是也。饮食停积者宜行之，则三棱、蓬术、大黄、芒硝之类皆是也。劳倦内伤者宜补之，则参、苓、白术、杜仲之属皆是也。然脏腑虽分十一，而同有阴阳，同此气血。况太阴常多血少气，阳明常多血多气。使此中之血瘀，则承气、抵当之类总属脾胃之药，使此中之血虚，则凡四物、五物之饮又孰非脾胃之药乎？且夫五脏之邪皆通脾胃，如肝邪之犯脾者，肝脾俱实，单平肝气可也；肝强脾弱，舍肝而救脾可也。心邪之犯脾者，心火炽盛，清火可也；心火不足，补火以生脾可也。肺邪之犯脾者，肺气壅塞，当泄肺以苏脾之滞；肺气不足，当救肺以防脾之虚。肾邪之犯脾者，脾弱则水能反克，救脾为主；肾虚则启闭无权，壮肾为先。至若胃司受纳，脾主运化，能纳而不能化，则脾虚之兆已见。既不能纳，又不能化，则脾胃之气俱亏，即速投以回阳大补之方犹恐不及，而顾欲以楂、苓、枳、术之属，冀收效于脾胃间乎？

是以脾胃受伤，但有能救其伤者，即无非脾胃之药。且诸药入口，必先达胃，而后行及诸经，设妄用相妨相碍等物，则胃先不受，而岂能灌溉于五脏六腑哉？随机应变，是所望于时宜之君子云。

大抵今人之病多从肾水虚损而来，肾水亏则肝火猋扬①，肝火蒸则肺金销铄，金水不能相养，水火不能相生，则心肾不交而胃气渐缩。胃气缩则饮食不能运而脾气伤，脾气伤则出纳无其权而元气削。元气既削，则百邪当令而魑魅弄权，五脏崩颓而游魂无主。严寒酷暑，剧于刀箭之攻；箪食豆羹，大有偪块之积。旋而腹胀，旋而脾泄，甚而进是物则下是物，口方下咽，肠已雷鸣，麦未食新，公将如厕②。有不委顿③几殆者耶！约而论之，脾胃为养生之路，亦先为受病之门；肾水为却病之源，亦先为聚邪之所。始伤于肾，终死于胃二者，病人之情状莫不皆然。则夫色欲以摇其精，伪药以速之死，皆可立起自责矣。嗟乎！山蓩麦鞠，元非疗腹之方，弱柳狂花，即是腐肠之药。苟知谨慎乎此，则内伤与外伤俱泯，而先天与后天同培。劳倦七情既难以攻我于不备，而风寒百证亦难以挫我于纷乘。安有虚损之人，即安有治虚损之道哉。然而吾见亦罕矣。故论列虚损、劳倦、饮食、脾胃于上，以待博雅之参稽焉。诸方悉载第四卷。

---

① 肝火猋扬：谓肝阳上亢。猋，古通“飙”，飙升。

② 麦未食新，公将如厕：用晋景公因体虚病重、未及进食新麦即如厕而死的故事，比喻肾水虚损之害。典出《左传·成公十年》。

③ 委顿：衰弱；病困。

论眩晕条

眩运[1]一证，虚者居其八九，而兼火兼痰者不过十中一二耳。原其所由，则有劳倦过度而运者，有饥饱不时而运者，有呕吐伤上而运者，有泄泻伤下而运者，有大汗亡阳而运者，有眴目惊心而运者，有焦思不释而运者，有被殴被辱气夺而运者，有悲哀痛泣大呼大叫而运者，此皆伤其阳中之阳也。有吐血衄血便血而运者，有金石破伤失血痛极而运者，有痈疽大溃而运者，有少年纵欲气随精去而运者，有妇人崩淋产后血亏而运者，此皆伤其阴中之阴也。至若大醉之后，湿热相乘而运者，伤其阴也；大怒之后，木肆其强而运者，伤其阳也。又有痰饮留中，治节不行而运者，则脾之弱也。要皆有余中之不足也。若夫年老精衰，劳倦日积，而忽患不眠，忽然眩晕者，则营卫之两亏使然而。由此观之，虚实立辨矣。即如《内经》所云，亦无非言虚者而。何后人纷纭臆说，其于病情、经义果相符合焉否邪？

河间之论眩运，独取风木之说，其言曰：诸风掉运，皆属肝木，风主动故也。所谓风气甚而头目眩运者，由风木太旺，必是金不能制木，而木复生火。风火皆属阳，阳主乎动，两动相搏，则为之旋转。即如火本动也，焰得风则自然旋转也，此释风木之义。至于丹溪之论眩运，则又专取痰证。其言曰：痰在上，火在下，火炎上而动其痰也。此证属痰者居多。盖无痰不能作眩，虽因风者，亦必有痰。挟气虚者，亦宜治痰为主，兼用补气降火之药。二说如此，然则凡属眩运，即无非风木耶，

① 眩运：即眩晕，运，通“晕”。

抑无非痰证耶？而果足以尽眩运之病情耶？善乎张仲景之言，曰无虚不能作眩。当以治虚为主，而治痰次之，平肝又次之，则庶乎其得之矣。

张景岳曰：头痛之病，上实证也。头眩之病，上虚证也。《内经》分别甚明，曰：头痛巅疾，上实下虚。又曰：上实下虚为厥巅疾，盖以邪气在上，所以为痛，故曰上实也。至于头眩之证，则曰：上气不足。又曰：上虚则眩。未闻言上之实也。而后世诸家，若严用和、杨仁斋辈，有曰结而为饮，随气而逆者；有曰疲倦过度，上实下虚者；有曰肾家不能纳气，使诸家气逆奔而上者。即如朱丹溪，亦曰：痰在上，火在下。此皆言上实者也，何与《内经》相反若此？噫！此由后人之不明耳。夫眩运之病，或为头重，或为眼黑，或为脑髓旋转不可以动。原彼言实之故，则以头重者为上实，而不知头本不重于往日，而惟不胜其重者，挍[①]甚于往时耳。上力不胜，阳之虚也，岂上实乎？又何气不归元，与诸气逆奔之有？盖上实者宜降宜抑，上虚者最不宜再伐生气，此上实上虚之旨，不可不辨而。误则害人矣。

眩运虽有大小之异，而一言以蔽之，曰：头眩特其间不无虚实之分焉尔。奚以言之？如气禀薄弱之夫，无论少壮，或于劳倦，或于酒色之后，多有耳鸣鞞铎，银海生花[②]，忽然而来，俄顷而止者，此人生所常有之事。至于中年以后，或有时眩仆猝倒等证，亦人生所必有之事。但忽运而忽止者，人皆谓之头

① 挍（jiào 叫）：通“校”，比较，考订，订正。

② 耳鸣鞞铎，银海生花：谓耳鸣眼花。鞞，同“鼙”，鼓名。铎，大铃。银海，即眼睛。

运眼花；而猝倒而不醒者，人必谓之中风痰厥。殊不知忽运者，以气血未散，故旋见而即止，即小中风也；猝倒者，以根本既亏，故遽病而难愈，即大头眩也。且必见之于中年之外，则较之少壮，抑又可知。于此观之，则其似风非风，似痰非痰，虚实从可悟矣。不察其病机之何，若但见有眩仆不语等证，无不谓之风痰，而非消即散，吾恐几希①之气有不堪，再加铲削者，已深可哀也。

眩运虽属上虚，而不能无涉于下。盖上虚者，阳中之阳虚也，下虚者，阴中之阳虚也。阳中之阳虚者，宜治其气，而阴中之阳虚者，当补其精也。

眩运诸证不一，各因其证而治之。其或有火者，宜兼清火。有痰者，宜兼清痰。有气者，宜兼顺气。亦在乎因疾制宜，要无不当以治虚为先，而兼治为佐也。

古法之治眩运，如半夏白术天麻汤，治脾痰也。二陈汤加黄芩，治热痰也。青州白丸子，治风痰、寒痰也。肾著汤加川芎，治湿痰也。此外如大黄末之治眩运，不可当惟痰火上壅者宜之。黑锡丹之治重坠，惟气实于上者宜之。要之，眩运一门，实火实痰者无几，而亦非上盛之病，则古方之有宜否，用者又不可不裁焉。

论怔忡条

怔忡之病，心常惕惕②。无时克宁是也。然古无是名，其在《内经》则曰：胃之大络，名曰虚里，出于左乳下，动辄应

---

① 几希：不多。

② 惕惕：惊恐不安、心绪不宁状

衣，宗气泄也[①]。秦越人、张仲景始有动气在上下左右之辨，曰：凡诸动气，皆不可汗下者也。此即怔忡之所自。惟阴虚劳损者多有之。盖阴虚于下，则宗气无根而气不归源，所以在上则浮撼于胸臆，在下则退振于脐旁，虚微者动亦微，虚甚者动亦甚。患此者宜节欲节劳，大忌酒色。治之者当养精养气，培植本根。若误认为痰火上攻，妄施清利，则适速之死而已矣。

论惊恐条

惊有二证，有因病而惊者，有因惊而病者。或东方色青，入通于肝，其病发惊骇，或伤寒阳明证，闻木音则惕然而惊之类，此盖由于岁火之盛，由于岁木之衰，由于寒热之相争，由于金水之相制，则当散客邪，以兼治其标。若夫因惊而病者，或惊则气乱，而心无所倚，神无所归，虑无所定之类，此必于闻见气夺中得之，当以专扶元气为主。总之，主气强者不易惊，其易惊者，必其肝胆之气不足也。故虽有客邪，要当顺先本后标之义。又如惊则气乱，恐则气下，惊恐虽若同证，而不知恐之伤人尤甚于惊。奚以明其然也？盖惊出于暂暂者即可复，恐积于渐渐者不可解，以致心怯，则神伤精却，则阴痿日消月缩，不亡不已。苟非大勇能断者，必不克拔其病根。徒恃药力扶持，何益之有？

治暴惊者十活其八九，治积恐者十死其八九。

① 胃之大络……宗气泄也：语出《素问·平人气象论》："胃之大络，名曰虚里，贯膈络肺，出于左乳下，其动应衣，脉宗气也。"

治怔忡惊恐论

凡治怔忡惊恐者，虽有心、脾、肝、肾之分，然阴统于阳，心本乎肾，所以上不宁者，未有不因乎下，心血虚者，未有不因乎精。此心、脾、肝、肾之名虽各有异，而治有不可离者，亦精气互根之当然，而君臣相资之全力也。但或先精而后气，或先气而后精，或兼热者之宜清，或兼寒者之宜暖，又当因乎病情而酌用之。是故用方者，宜圆不宜凿也。

论三消干渴条

《阴阳别论篇》曰：二阳之病发心脾，其传为风消①。又曰：二阳结谓之消。《气厥》篇曰：心移寒于肺，肺消。肺消者，饮一溲二，死不治。曰心移热于肺，其传为噎消。《五变》篇曰：五脏柔弱者善病消瘅。而《本脏》篇云：五脏强壮者善病消瘅。则知消瘅之疾，原非一端，总之中热则便寒，中寒则腹痛。《师传》篇曰：中热则臆消便寒，胃中热则谷消，令人悬心善饥。胃中热、肠中寒则小腹肿胀，患此者虽阴阳之不时，饮食之不节使然，要无不由于根本之亏，以招致外来之感也。

三消之病，三焦受病也。上消者，渴证也。大渴引饮，随饮随渴，往往有饮至一石，不知消归何处者，以上焦之津液干涸耳。古云其病在肺，而不知心、脾、阳明之火皆能薰炙而然，故又谓之噎消也。中消者，饥证也。多食善饥，日食何曾之万

① 二阳……风消：语出《素问·阴阳别论》。原文作："二阳之病发心脾，有不得隐曲，女子不月；其传为风消，其传为息贲者，死不治。"

钱，而犹以为无下箸处，日食鸡蹠[①]之数千，而犹以为不甚饱。口腹日加饕餮[②]，肌肉日加尪羸，其病在脾胃，又谓之中消也。下消者，下焦受病也。其在于肾，为淋为浊，如膏如脂，面黑耳焦，日渐消瘦，其病在肾，故谓之肾消也。此三者，古人皆列之于火证之中。然而有实火者，以邪热有余，有虚火者，以阴虚不足，相其虚实而治之，则庶几万有一得矣。

消证有阴阳，不可以不察。如多渴者曰消渴，善饥者曰消谷，小便淋浊如膏者曰肾消。凡此者多由于火，火盛则阴衰，此阳消之证也。至于阴消之义，则未有明之者。盖消者，消烁之谓，亦消耗之谓也。阴阳气血之属，日见消败者，皆谓之消，故不可概以火证而论。何以见之？即如《气厥》篇言心移寒于肺，饮一溲二，死不治云云，此皆以元气之衰，而金寒水冷，使水不化气，而气悉化水，宁非阳消之阴证乎？又如《病形篇》言：五脏之脉细小者，皆为消瘅。宁以细小之脉，而为有余之阳证乎？此《内经》阴消之义，固已显然言之，特习焉而不察耳。是故治消渴证者，当谛其脉气、病气、形气，但见本根耗竭，及假火等证，必须速救根本，以资化源。若但知有火，而专务清利，鲜有不阴阳俱败者已。

凡治消之法，当先辨其虚实。若察其脉气，果有实火致耗津液者，但去其火，则津液自生，而消渴可止。若由真水不足，则悉属阴虚，无论上、中、下三焦，急宜治肾，使阴气渐充，精血渐复，则病当渐愈。倘专知清火，则阴无以生，而日加耗

① 鸡蹠（zhí 值）：鸡足踵，古人视为美味。《吕氏春秋·用众》："善学者若齐王之食鸡也，必食其跖数千而后足。"

② 饕餮：传说中龙之九子之一，性贪吃。这里指胃口好。

败，益以困矣。

上消善渴，中消善饥。虽曰上焦属肺，中焦属胃，总之火在中上二焦者，无非胃火上炎而然，当微有分别以治之。

若中消火证，以善饥而瘦者，古法直以调胃承气方与三黄丸之类治之是已。然既曰善饥，其无停积可知，既无停积，则当专清其火，岂宜再加搏击？非有干结不通等证，而用此二剂，大非所宜。

下消之证，小便淋浊如膏油，又兼烦躁耳焦者，此肾水亏竭之验，古法直以六味地黄丸之类治之。然亦当察其寒热、滑涩，分别以治，庶乎尽善。

古人以上消属肺，中消属胃，下消属肾，多从火证，始则然矣。由今观之，则三焦之火，多本于肾而由于命门者。夫命门为水火之府，水亏者固能为消为渴，而火亏者亦能为消为渴。何也？盖水不济火，则火不归原，故有火游于肺而为上消者，有火游于胃而为中消者，有火烁阴精而为下消者，此阴虚不足，水亏于下之证也。又有阳不化气，则水精不布，水不得火，则有降无升，所以直入膀胱，而饮一溲二，以致泉源不滋，天壤枯涸者，此阳虚不足，火亏于下之证也。阴虚之消，治宜壮水，固有言之者矣。阳亏之消，谓宜补火，人必不信。不知水火相济，原属同功。阴盛则阳衰，阳盛则阴衰，阴衰则补阴，阳衰则补阳，一定之理也，谓水可补而火不可补乎？

《巢氏病源》曰：夫消渴者，渴不止，小便多是也。由少年服五石散之类，积经岁月，石气结于肾中，使人下焦虚热。及至年衰，气血减少，不能复制乎石，石势独盛，则肾为之燥，故上则饮水，下则小便不禁也。其病变多发痈疽，盖因热气伏于经络间，血涩不行，故成脓毒。

徐东皋曰：消渴虽有数种之不同，而原夫致病之始，则皆膏粱肥甘之积，酒色疲劳之过，富贵人多犯之，而贫贱者鲜有也。凡初觉躁急时，速宜清心寡欲，薄滋味，减思虑，则治可瘳。若有一毫不谨，则即名医良剂，亦不能奏厥功矣。

论不寐条

不寐之证，虽不一而足，要惟知邪正二字则尽之矣。盖寐本乎阴，而神其主也，神安则寐，神不安则不寐。其所以不安者，一由邪气之扰，一由营气之不足耳。有邪者为实证，无邪者为虚证。如伤寒、伤风、疟疾之不寐者，此皆外邪深入之扰也。如痰、如火、如寒气、如水气、如饮食忿怒之不寐者，此皆内邪滞逆之扰也。舍此之外，则凡忧思、惊恐、劳倦、怔忡皆有不寐之故，由阴虚气动，而神不守其舍致斯耳，知斯则可以治之矣。

又因服浓茶而不寐，心有事亦不寐者，此由乎心气之被伐也。盖心藏乎神，阳气之宅也，卫主乎气，阳气之化也。卫气入阴则静，静则寐，以心得所归而神安也。浓茶乃阴寒之性，大拒元阳，阳为阴抑，则神索不安，是以不寐也。又心有事则神动，神动则不安，是以不寐也。欲治此者，当求养乎阴中之阳，以去其静中之动，则勿药而有喜已。

凡无邪而不寐者，必营气之不足也。营主血，血虚则无以养心，心虚则神不守舍，故或为惊惕，或为恐畏，或若有所系恋，或无故而偏有妄思，以致终夜不寝，辗转伏枕，恨东方之未白，及忽寐忽醒，而心摇摇若悬旌者，总宜以补气养营为主治。

若思虑劳倦太过者，必血气耗亡，神魂无主，所以不寐。即有微痰、薄火，亦不必顾，只须培养血气，血气复则诸证自退。若兼顾而杂治之，则一曝十寒，病必难愈，渐至元阳俱竭而不可救者，往往有之矣。

如有邪而不寐者，去其邪而神自安也。治风寒之邪宜散，如诸柴胡饮及麻黄、桂枝、紫苏、干葛之类是也。治火热之邪宜凉，如竹叶石膏汤及芩、连、栀、柏之属是也。痰饮之邪宜化痰，如温胆汤、六安煎、导痰汤、滚痰丸之属是也。饮食之邪宜消滞，如大和中汤、平胃散之类是也。水湿之邪宜分利，如五苓散、五皮散及金匮肾气丸之属是也。气逆之邪宜行气，如排气饮、四磨饮之类是也。阴寒之邪宜温中，如理阴煎平中散之类是也。诸如此类，当分别其病源而治之。

论痰饮条

吾尝考之《内经》已，但有积饮之说，并无痰证之名，则痰证之不见重于《内经》，概可知矣。然痰之为名，虽起自汉太守张仲景，而传之后世，无论是痰非痰，一矢口便言痰火。有云怪病之为痰者，有云痰为百病母者，似乎痰之关系，不为不重而。何岐伯之忽之也？不知痰之为病，必有所以致之者。如因风因火而生痰，则治其风火，风火息而痰自清也。因虚因实而生痰，则治其虚实，虚实愈而痰自平也。吾闻风火息而痰自清，虚实愈而痰自平矣，未闻专治其痰而风火可自散，虚实可自调者，此所以痰必因病而生，非病之由痰而致也。则《内经》之不言痰者，正以其非病之本，而乃病之标焉耳。今世医流动云百计攻痰便是治病，而不知痰竟因何而起，不犹之使指以驱臂，灌叶以救根乎？标本误认，主见失真，欲求愈病，不綦[①]难欤？

痰为病之标，因病而生痰，则当知治痰之法。痰之与饮，虽名为同类，而其实有异。盖饮为水液之属，故夫呕吐清水，及胸腹彭满，吞酸嗳腐，喔喔有声者，此皆水谷之余停积不行，无非饮也。若痰之异于饮者，饮清澈而痰稠浊，饮停积脾胃而痰无处不到，凡水谷不化而停为饮者，其病全在脾胃，若无处不到而化为痰者，则五脏之伤皆能致之。治此者不可不权其轻重也。

痰本人之津液，无非水谷之所化。此痰亦属既化之物，但化得其正，则营卫充，肤革盈，而痰涎本皆血气。若化失其正，则脏腑滞，津液败，而血气皆为痰涎。此何异乱世之奸雄，本属太平之良愿。故盗贼之起，必由国运之伤，而痰涎之生，莫非元气之弱。苟其脾强胃健，随食随化，安得留而为痰。惟其气体之间不能尽化，而十留一二，则一二为痰矣，十留三四，则三四为痰矣，甚至留其七八，则但见气血日削，而痰涎日多矣。治痰者曰痰不攻则必不可去，不知元气不行，而虚痰团结，虽竭力攻之，非惟痰不能去，抑又加之虚焉。故有因攻而骤绝者，有偶尔暂苏而转甚于往日者，此皆攻之之误也，又安知痰之可攻者少，而不可攻者多哉。故治痰者当察其虚实云。

痰之虚实不可不察。夫痰则痰矣，皆若有余，曾何虚实之异乎？盖虚实二字，全以元气为言。凡可攻者皆是实痰，不可攻者即是虚痰。何谓可攻？以其年力方强，血气未败，或以肥

---

① 綦（qí奇）：极；很。

甘过度，或以湿热盛行，或风寒外闭皮毛，或逆气内连肝膈，俱能骤至痰证。但察其形气、病气尽属有余者，即实痰也。实痰者何？言其元气犹实也。此则宜用消伐，但治其痰，无不可矣。何谓不可攻？则或以形羸气弱，年及中衰者，皆虚痰也。或以多病，或以劳倦，或以忧思、酒色致成劳损，非风卒厥者，皆虚痰也。或脉见细数，内无阳邪，发为呕恶、泄泻、气短、声喑等证，但察其形气、病气本无有余者，即虚痰也。虚痰者何？言其元气本虚也。此则宜用温补，若再攻之，靡不危矣。且凡实痰本不多，其来也骤，其去亦速，而病亦易愈，以病固未深也。虚痰反多甚，其来则渐，其去则迟，而病亦难治，以病非一日也。然则实痰不足畏，可畏者虚痰耳。总之治痰之法，但使元气日强，则痰自日少。虽有微痰，不足为害，而且亦充助胃气。若不培其根本，克其病源，而一味攻痰，吾恐随去随生，焉有攻之务尽，而复保其元气者乎？王隐君谓：百病之母莫不由于痰，专用滚痰丸治之。呜呼！殆亦论目前，而不顾后日之害者哉。

五脏之病，虽俱能生痰，然无不由于脾肾。盖脾主湿，湿动则为痰，肾主水，水泛则为痰。故痰之化无不在脾，而痰之本无不在肾。所以凡百痰证非此即彼，必与二脏有涉。但脾家之痰，有虚有实。如湿滞太过者，脾之实也。火衰不能以制水者，脾之虚也。至于肾家之痰，则无非虚耳。盖火不生土，即火不制水，阳不胜阴，则水反侵脾，此阴中之火虚也。若火盛铄金而精不守舍，津枯液涸而金水相残，此阴中之水虚也。脾、肾二脏之间，虚实不同，所当辨也。又如古人所云：湿痰、郁痰、寒痰、热痰之类，虽其在上在下，或寒或热各有不同，而原其化生之由，要不能外于二脏。假如寒痰、湿痰，本脾家之证，而寒湿之生，固无干于肾乎？木郁生风，本肝家之痰，而木强制土，能无犯于脾乎？火盛铄金，其痰在肺，而火邪炎上，能不从中、下二焦者乎？故凡欲治痰，而不得其所以致之之故，则治必不效，而病必逾深矣。

脾虚不能制湿，肾虚不能约水，皆易生痰，此即寒痰之类也。阴虚火耗，而液化为胶，金水偏枯，而痰生于血，此即热痰之类也。凡此二者，于痰证中十居八九，皆虚痰之不可攻者也。若误攻之，则元气立亡矣。至于杂证之中，妄用峻利太过之药，以致虚痰转甚者，此乃以药生痰，亦脾肾受伤之所致。急宜救其二脏，以驱逐妄药流行之气，又不便沾沾于攻痰耳。

攻治诸痰，当分缓急。病有不等，则痰有不同。如中风之痰，本无外感，皆缘脾肾虚败所致，亟宜培其天元，使之脏腑清虚，则浮痰自化。若夫非风而似风之证，其有痰涎壅盛，闭塞上焦而药食不能进者，此时不得不先治其痰，以清其胃。若果痰之甚者，惟用吐法为最妙。苟其痰气未甚，饮食可进，便当从缓求其本，而治之不可妄行攻击。又有非风等证，上焦无滞，但见其神疲力倦，而胸膈之间气清息平，全不见痰者，切莫疑其为痰，而妄用克伐消痰等剂，则未有不败者矣。至于杂证，病已至剧，喉间痰声漉漉，随息随甚者，垂危之候，不可治也。

徐东皋曰：严氏云人之气顺则津液流通，决无痰患。古方治痰，多用汗、下、温、利之法，不若以顺气为先，分导次之。气顺则津液流行，痰饮运下，自小便中出矣。此则严氏亦有所见，而云然也。《玉机微义》曰：顺气特一法耳，要观痰之浅深，有痰积胶固，气道因之而不得顺，宜先逐去积痰，然后气方得顺。乌可专用理气一法？张会卿景岳综其两说而折中之，曰：有理气而痰自顺者，治其微也。有逐痰而气方畅者，治其甚也。二者皆治痰之要，不可偏废者也，但看痰与气孰重而孰轻，则施治之功可急而可缓，故曰逐痰理气，有所先后。

治痰之要，莫妙于吐；行吐之妙，莫要于张子和之三法，李丹溪之倒仓；倒仓之法不可行，亦从无敢于用之者，惟子和之法为人所常用，而取效不为不速，治病亦不为不多也。然止可用于仓卒之间，而不宜据以为常用，如独圣散茶调散及齑汁①之类，一用而一效，再用而再效，屡用不已，则诸痰虽化而元气难保其无虞，元气既有所损伤，则后起之痰将从横而不可制，如百川之骤溃，而地道不免于坟裂，若三军之大奔，而主帅不能无点伤也。故曰：用之于仓卒则神，用之于久长则败。盖子和之吐，以药为吐者也；以药为吐，则药必苦劣，吐必迅猛，不由自我作主，故不能以无伤。今有一法焉，可以神于治痰，可以疾于行吐，且久久用之而置身于不败之地，固尝闻之而验之乎？曰：吾之吐不以药为吐者也，子和之吐其用在急，故但能攻有余之实痰，此法之神，其用在缓，故兼能治不足之百病。夫百病之起伏，胥由二气之盈虚，而两间不息之机，亦惟此二气之升降。升本乎阳，其于时也为春，其于人也为少壮，其于物也为敷荣②。降本乎阴，其于时也为秋，其于人也为衰老，其于物也为黄落。而吾以全神运元气，纳降气于生气之中，自疾自除。吐纳自然之妙窍，无戕无虐，全收勿药之元功，痰

① 齑汁：捣碎的蒜汁。
② 敷荣：开花。

随气升，气因痰至，盖即道家运气之法，但彼则用逆，此则用顺，一本万殊之理也。道家之运气有按摩嘘呬[1]之劳，而用之非其真，往往有火炎；昆冈之害，此法之运气则顺行不悖，止以清其郁结，元无假于矫揉，有病者既可以治，积痰无病者亦可以宁。相火不惟却疾，而又延年，斯何乐而不为乎？其法于五鼓睡醒之余，宿食已消之后，仰卧微嗳提气，气有不充则咽气，为嗳随咽随嗳，随嗳随提，则痰涎必随气而升，虽以最深之痰，无不可取。其最后出者，形色臭味甚至紫黑酸恶，口有腥闻，此乃肺火炼成痰丸，是最深最浊之物，必须盛嗳以吸之，然后冲口骤奔而出，所以既吐之后，每每唇肿咽痛，但以清水一二口漱咽解之，吐毕早膳，悉屏五味，止以淡粥一二碗（椀），不可加糖或杏酪，一瓯[2]服下，以养胃中清气，旋用时鲜一二品，稍稍下箸，以滋调脏腑诸阴，久久行之，则颜色逾华，精神逾足，即有风寒饮食，不得而祟我矣。余素不喜运导之术，见有蒲团枯坐，了无金丹而妄夸神奇者，心窃非笑之，然心非之而口不禁之以枯坐，虽无益而渠心以为参真，则不敢邪思，而灵君克泰，心泰则神宁，神宁则病自减，此亦养身之一法也。而况运气取痰之说，固百用而百效者哉？爰书于此，以与子和之三法分内外之道，参本末之功焉。

论湿证条

湿之为证，有出于天气者，雨雾之属是也，多伤人脏气。有出于地气者，泥水之属是也，多伤人皮肉筋脉。有出于饮食

① 嘘呬：道家运气吐纳调息法。

② 瓯：杯。

者，酒酪之属是也，多伤人六腑。有出于汗液者，以大汗沾衣，不遑解换之属是也，多伤人肤腠。有湿由内生者，以水不化气，阴不从阳之属而然也，多由于脾肾之亏败。其为证也，在肌表则为发热，为恶寒，为自汗；在经络则为痹，为重，为筋骨疼痛，为腰痛不能转倒，为四肢痿弱酸痛；在肌肉则为麻木。为胕肿，为黄疸，为按肉如泥不起；在脏腑则为呕。为恶。为胀满，为小便秘涩，为黄赤，为大便泄泻，为腹痛，为后重脱肛、㿗疝等证。盖肌表经络之病，湿之由外而入者也；饮食血气之病，湿之由内而生者也。在外者为轻，在内者为重，是固然已。然及其甚也，未有表湿而不连脏，里湿而不连经者，此治者所当辨表里，察虚实，而求其本也。湿证不一，而治湿之法其要惟二：一曰湿热，一曰寒湿。盖湿从土起，而分王四时。故土近东南，则火土合气，而湿以化热；土近西北，则水土合德，而湿以生寒。此土性之可以热，可以寒。受热（湿）者谓之湿热，受寒者谓之寒湿。湿热之病，宜清宜利，热去湿亦去也；寒湿之病，宜燥宜温，不温则不得燥也。知斯二者，而湿无余义矣。今人止知湿能成热，而不知寒多生湿。岂寒热之偏胜原当如是耶？抑阴阳之显晦治有难易也？且夫阴阳之理，本无轩轾①，犹权衡然。此之不知，猥云明察？创一偏之说，以遗害后人，吾不知其良医之名从何而弋获②也已。

湿热之证，必其胸口烦渴，小水赤涩，大便秘结，脉见宏、滑、实、数者，方是热证，治宜清利。热甚者宜以清火为主，而佐以分利。热微者宜以分利为主，而佐以清火。如四苓散、

---

① 轩轾：车前高后低为“轩”，前低后高为“轾”，喻指高低轻重。
② 弋获：获得。

小分清饮或大分清饮、茵陈饮之类，皆可择而用之。如果湿热之甚，或元气未损，又兼秘结不通之证，然后径情推荡，若无实结等证，则不可妄行攻击。

寒湿之证，凡诸病湿而全无热脉热证者，多为寒湿。盖水之流湿本缘同气，惟湿中有火，则湿气熏蒸，而停郁为热。湿中无火，则湿气不化，而流聚为寒。故凡内湿等病，多属气虚之人。气从阳，阳虚则寒由中生，寒生则湿气留之。此阴阳之性，理出自然。有不必外中于湿，而后谓之湿也。此之病变，惟肿胀、泄泻、呕吐、痰饮多有之。若寒湿微者，宜温，宜利，宜清，如五苓散、平胃散、渗湿汤及六味地黄丸之类是也。若寒湿之甚者，必宜温补，俟阳气渐复，则阴邪始退。如八味丸、圣术煎或佐关煎、胃关煎及薛氏加减金匮肾气丸之类，当随证加减用之。

若寒湿之气中于外者，此与内生之湿又有不同。宜温而兼散，如四积散、平胃散及加味地黄丸之类治之。

治湿之法既有二证，而寒湿之证，惟气分阴寒及阳气不足者多有之。丹溪乃谓六气之中，湿热为病者十居八九，亦言之过已。

湿从外入者汗散之，湿在上者亦宜微汗之。湿在中下二焦，宜疏利二便，或单用淡渗，以利小便。

古法专主调脾，清热，利小水为上，故曰治湿不利小便，非其治也。然湿热之证固宜清利，寒湿之证多不宜利，何也？盖寒而成湿者，未有不本阳气之虚。而利多伤水，则阳必更虚，能无害乎？且微寒微虚者，即温而利之，亦无不可，若大寒大虚者，则必不宜利，此寒湿之证所当忌者也。再若湿热之证亦忌利者，以湿热伤阴者也。阴气既伤，而复利之，则邪湿未清，而精血已耗，如汗多而渴，心躁而烦，小水赤干，中气不足，溲便如膏之类，切勿利之，以致重损精液，害更甚已。故凡治阳虚者，只宜补阳，阳胜则燥，而阴湿自除。阴虚者只宜壮水，真水既足，则邪湿自无所容。此一阴一阳，皆有不宜于利者，不可不晓。

论黄疸条

黄疸一证，古人多言为湿热，及有五疸之分者，皆未足以尽之，而不知黄之大要有四，曰阳黄，曰阴黄，曰表邪发黄，曰胆黄是也。知此四者，则黄疸之证无遗义矣。

何谓阳黄？盖因湿则成热，热则生黄，即所谓湿热证也。其证必身热，口渴，心躁不宁，或消谷善饥，或小便热、痛、赤、涩，或大便秘结，其脉洪滑而有力。此证不拘表里，或风湿外感，或酒食内伤，皆能致之。但察其元气尚强，脾胃无损，而湿热果甚者，直宜清火邪，利小便，湿热去而黄自退。治此者本无难也。

若夫阴黄，则全非湿热，而总由气血之败。盖气不生血，所以血败，血不华色，所以色败。凡病黄疸，而绝无阳脉、阳证者，便是阴黄。阴黄之病，何以致尔？盖或七情伤脏，或劳倦伤脾，以致中气大亏。脾不化血，故脾土之色自见于外。其为病也必，喜静而恶动，喜暗而畏明，言语轻微，神思疲剧，或怔忡眩晕，畏寒少食，四肢无力，大便不实，小便如膏，及脉息无力等证，悉皆阳虚之候，与湿热发黄者大相悬绝。使不速救元气，大补脾肾，则终无复元之理。若概视为湿热，而治以茵陈栀子泻火利水等剂，则未有不随药而瘥者。

表邪发黄，即伤寒证也。凡伤寒汗不能透，而风湿在表者有黄证。或表邪未解，从表传里，而湿热郁于阳明者，亦有黄证。表邪未解者必身热，心烦躁，少汗，宜用汗散。湿热内郁者必身热，脉缓滑，多汗，宜用分利。若阳明实邪内郁而痞结胀满者，宜先下之，然后治其余热，则自无不愈。

胆黄一证，凡大惊大恐及斗伤者皆有之。尝见有虎狼之惊，突然丧胆而病黄者，其黄则骤有。酷吏之遭与祸患之虑，恐怖不已而病黄者，其病则徐。如南北朝齐永明十一年，有太学生魏准因惶惧而死，举体皆青，时人以为胆破，即此之类。又见有经斗很之后，日渐病黄，其证则无火无湿，其人则或昏或沉，其色则正黄如染。凡诸此类，皆因伤胆，胆伤则胆气败而胆液泄。经曰：胆液泄则口苦，胃气逆则呕苦，故曰呕胆，义犹此也。且胆附于肝，乃少阳春生之气所居，有生则生，无生则死，故经曰凡十一脏皆取决于胆者，正以胆中生气为万化之元也。元气既伤，其能久乎？治者当察其伤之微甚，力救其本，则庶几挽回而炼石补天之功，吾见亦罕矣。

黄疸大法，古有五辨，曰黄汗，曰黄疸，曰酒疸，曰湿疸，曰女劳疸。汗出染衣，色如柏汁者，曰黄汗。身、面、眼、目色如金汁，小便黄于赭而无汗者，曰黄疸。因酒后伤湿而得者曰酒疸，因食多成热而得者曰湿疸，因纵欲伤阴而得者曰女劳疸。其名目如此，要不外于阴阳二证。大都阳证多实，阴证多虚，虚实得宜，方不悖谬。

论痞满条

痞者，痞塞不通之谓。满者，胀满不行之谓。胀近于满，而痞则不必胀也，所以此证多有疑。辨其要，不外虚实二字。有邪、有滞者，实痞也。无物、无滞者，虚痞也。有胀、有痛者，实满也。无胀、无痛者，虚满也。虚痞虚满，非温补不可，实痞实满，宜散宜消。

虚痞居多，或由于忧思，或由于劳倦，或饥饱失时，或病后脾气未醒，或脾胃本弱，而妄用寒凉克伐之剂，以致重伤脾气者，鲜不有之。其病无胀无闷，但不知饥，亦不思食。问其曾胀闷否，则曰：似乎有之，而又不甚觉着，盖本非胀也。因其不思食，而自疑其胀耳。脾虚不运，故痞塞不开，此证居多，治宜温补，俾脾胃强壮，则元气自复而痞满自开。若因其不食而妄行消耗，吾恐胃气日削，其变且百出，而不可究诘矣。

凡脾胃虚者多兼寒证，何也？脾属土，土虚因无火，无火乃寒，寒则气化无权，故成痞满，此即塞生于中也。亦有为生冷、外寒所侵而传入中寒者，然脾胃强则寒乌得而侵，苟寒得而侵之，是仍脾气之弱，有以招之耳。

若饮食偶伤致为痞满，当察其食之有无而治之。果其食滞未消，而病为痞满，且兼疼痛者，宜香散之。若食滞既下，脾气受伤，不能运行，而痞塞不开者，终须专扶阳气为上。

何谓病后邪痞？盖寒邪外感，由表达里。若邪浅在经，未及乎腑，则饮食如故，稍深传至胸，次渐逼胃口，即不能饮食，是亦痞类也。治此者但解外邪，而或散或消，半温半补，邪尽而胃自开，当于伤寒诸法中求之。

伤寒家曰：阳证下之早者乃为结胸，阴证下之早者多成痞气。所以邪在表而攻其里，邪在阳而攻其阴，不当下而下之，则邪气乘虚陷结心口，以成痞满，此物此志也。实而痛者为结胸，满而不痛者为痞气，宜分别治之，毋以误人可也。

卷之二

论泄泻条

《阴阳应象大论》曰：春伤于风，夏生飧泄。又曰：湿胜则濡泄。所谓飧者、濡者，皆泄泻也。《论疾诊尺篇》云：春伤于风，夏生后泄肠澼。所谓肠澼者，即下痢也。痢之初作，必由于泻。泻轻而痢重，泻浅而痢深，泻由水谷不分，病在中焦，痢由脂血败坏，病在下焦。在中焦者，湿自脾胃，分于小肠，故可澄其源，治宜清利。在下焦者，病归肝肾大肠，分利且有所不及，故宜调理真阴，兼助小肠为主，以为气化之原。此泄痢之证各有不同，而病实相关，又不可不兼察焉。

泄泻之本，莫不由于脾胃。胃为水谷之海，脾乃运化之司，脾健胃和，则水谷化气血，以行营卫。若饮食不节，起居不时，脾胃受伤，则水反为湿，谷反为滞，菁华之气不能遍布，乃至同流合污，而泄痢作矣。脾强者滞去即愈，宜攻利，以本尚盛也。脾弱者因虚得泻，因泻愈虚，宜培补。盖关门不固则气随泻去，气去则阳衰，阳衰则寒由中生，不必外受风邪，而后谓之寒也。阴寒性降，下必及肾，故泄久亡阴，谓亡其阴中之阳耳。泄之不已，乃至脏气不固，阳气不升，而成肠澼，肠澼者非即泄泻之甚者乎？再攻再利，未有不败者，强弱之辨，当明也。

泄泻之因，唯水火土三气为最。火者，热气也，水者，寒气也，土者，湿气也。虽木亦能泻，要由土之受伤，即金亦能流，皆缘水之先竭。知斯三者，似乎尽矣。而三者之中，又惟水火二气足以尽之。盖五行之性，不病于寒，即病于热。热者实，寒者虚，实热之证，气旺形强，声音洪亮，饮食裕如，手足轻趫①，多阳也。虚寒之证，气短形削，言语轻微，神思困顿，举动疲剧，多阴也。阴阳二者之分，当于初泻时辨其有余不足，则病易于治，而误者希矣。

泄泻之病多由水谷不分，故以利水为上策。但利水之法，法有不同。如湿胜无寒而作泻者，宜四苓饮、小分清饮之类主之，特欲分其清浊也。如湿挟微寒而泻者，宜五苓散、胃苓汤之类主之，以其微温而利之也。若湿热在脾，苦渴喜冷而泻者，宜大分清饮、茵陈汤、益元散之类主之，去其湿热而利之也。

泄泻者小水多不利，以水谷不分故也。水谷分则泻自止，故曰治泻不利小水，非其治也。然小水不利，其因不一，而有可利者，有不可利者。如湿胜作泻而小水不利，以水土相乱，并归大肠而然也。热胜作泻而小水不利，以火乘阴分，水道闭塞而然也。寒泻而小水不利者，以小肠之火受伤，气化无权而然也。脾虚作泻而小水不利者，以土不制水，清浊不分而然也。命门火衰而小水不利者，以真阴亏损，元精枯涸而然也。凡此皆利水之证。然暴注新病者可利；气质强旺者可利；酒湿过度，口腹不慎者可利；实热闭涩者可利；小腹胀满，水道痛急者可利。若夫病久则不可利，气虚则不可利，证多寒则不可利，阴不足则不可利，口干非渴而不喜冷则不可利。盖虚寒之证，本非水之有余，实因火之不足。本非水之不利，实因气之不行。利则亡阴，又复伤气，若不察其病之本，则未有不愈利愈虚，而速其危者。

凡兼真阴不足而为泄泻者，或于脐下多痛，或于寅卯时转

① 轻趫（qiáo 桥）：轻捷矫健。

甚，或食入已久，反多不化，而为呕恶，为溏泻，或泻不甚臭，而多见完谷等证，皆因丹田不暖，所以尾闾不固，阴中少火，所以中焦易寒。其病在于下焦，故曰真阴不足也。本非中焦所致，故非分利可及也。惟胃关煎一剂乃为最上乘。且人之患此者至多，勿谓其新病而不可用也，勿谓其年少而未宜用也。觉有是证，即用是药，剂少功多，厥利匪少。但知者见其先，昧者见其后。见其后，恐失之迟，是故君子贵乎先见也。

肾泄一证，即前所谓真阴不足证也。每于五更之际，或天将明时，必洞泄数次。有经月连年不愈者，有暂愈而复作者，有痛者，有不痛者，其故何也？盖肾为胃关，开窍于二阴。所以二便之启闭，皆肾脏之所主。今肾中阳气不足，则命门火衰，而阴寒独盛，故于子丑五更之后，当阳气未复，阴气盛极之时，即令人洞泄不已也。古方有椒附丸、五味子散，皆治此之良方。然欲阳生于阴而肾气完固，则惟八味地黄丸为宜。八味地黄丸用之犹未尽善，则辅以胃关煎，一剂乃无遗憾矣。

大泻之后必多亡阴，亡阴既多，元阳亦脱。若不早为收止，则阴绝阳亡，可立而待，法宜用止塞之品。或云邪未尽去，如何便止其水。万一邪据中州，则腹心之患不可不虑。其言甚似，其理则非。吾言大泻者，盖纯是下清水，非言下利也。痢不可止，岂水亦无止法耶？故人患水泻者，急宜止遏，用天生术、茯苓、车前子、北五味、吴茱萸、酸枣仁等配服。其中止药少于补药，温脾去湿，水道分消，不攻而自攻也。若纯用粟壳，罂粟壳以涩止之，而不杀其滔天之势，则遏逆之后，必至溃败，而害转甚矣。

论下痢条

痢疾一证，即《内经》所谓肠澼也。因其闭滞不利，故又谓之滞下。其证里急后重，或垢或血，或见五色，或多红紫，或痛或不痛，或呕或不呕，或为发热，或为恶寒。此证之阴阳表里，尤宜博审详明，庶不至于差失。若见有不确，则害人最速，非他证所可比也。

泻痢寒热之辨，果其热证，则必恶热，喜冷，不耐衣被，渴甚求水，愈饮愈渴，或下痢纯血鲜红，脉息虚滑有力，治宜凉解，去其热而邪自退。若无热脉热证，则宜温脾补肾，用清利法为上。古来方书不一，多云痢不宜温补者，盖皆一偏之见，而未喻此中之阴阳也。

痢疾多病于夏秋之交，古法相传，皆谓炎暑大行，相火司令，酷热之毒郁积成痢。今人所宗，皆此一说。然而炎热者，天之常令也。当热不热，必反为灾。因热贪凉者，人之常事也。过食生冷，所以致痢。尝见夫人之慎疾者，虽经盛暑不犯寒凉，则终无泻痢之病。岂其独不受热耶？此其病在寒邪，不在炎暑，病在人事，不在天时，从可知矣。但胃强气盛者，即日用水果之类，而阳气能胜，固不能伤。其次之者，虽中于寒凉，而一时之间，未必遽病，迨至大火西流①，新凉气降，则伏阴内动，乘几而起，故风湿得以犯脾者，皆在七八月之间，此阳消阴长之征最易见者也。又其次者，多以脾胃素弱，随犯随病，不必伏寒，亦不必待时，尤为易见。夫以生冷下咽，泻痢随至，岂

---

① 大火西流：谓炎暑消失，初秋来临。大火，简称“火”，心宿二的古称，十二星次之一。流，移动。

即化而为热耶？近世医家但知此时之天热，不管此人之脏寒，一遇痢疾，开口便言暑证，反以寒凉治生冷，宁非雪上加霜乎？以寒济寒，吾未见有能生者矣。或曰：亦有寒治而生者，何也？曰：此必胃强阳盛之人，因湿成热。或邪不胜正，而相伐为害。此证用寒凉亦愈，即用消散亦愈，但脾虚胃弱者多耳。以素弱之人，受寒凉之品，安可治哉？东垣曰：泻痢之证，属热者多，属寒者少。戴原礼曰：以酷热之毒，及秋阳气下降，故得滞下之病。此皆大谬之论，不可惑人者也。

有疟疾因循既久，忽变而为痢者。夫疟疾本是常病，只可以平常消导而发散之。今忽然下利等证，变轻为重。欲发汗则身已亡阴，欲祛邪则下已便物。顾上则虑下，顾下则碍上。倘仍以常法治之，收功少矣。治宜用阴阳两补之法，盖疟病则亡阳，若不急补其阳气，则下多亡阴，立见其败。惟急补其阳气之不足，阳生阴长，始有生机。而且下利多则阴亡亦多，宜用补阴之剂，以滋润肠中之阴，阴生阳降，自然春意融和。冰泮①生水，分消水道，污秽全无。方中又须少加柴胡，以微舒肝气，使木气相安，不来克土，自然土克水之多，水润木之下，内气既生，外邪自退，此治痢而疟疾兼治，不可不知也。

积垢

饮食之滞留蓄于中，或团结成块，或胀满鞭痛，不化不行。有所阻隔者，乃谓之积。此相粕②成形之属，所当逐去者也。今人不能辨察，但见下利如脓垢者，并谓之积。不知此非相粕

---

① 泮（pàn 盼）：散，解，此指（冰的）融化。
② 相（zhā 渣）：古通“渣”，渣滓。

也，实附肠着脏之脂膏，真精血之属也。勿论肥瘠，皆有此脂。但肥者脂厚，而瘦者脂薄耳，未有无脂者也。无脂则肠脏之间，岂容单薄赤露。非惟藩篱不固，抑且脏腑易伤，无是理也。今之患泻利者，正以五内受伤，脂膏不固，故日剥而日下。若其脏气尚强，则随去随生，犹无足虑。倘脏气至败，剥削垂尽，久泻久利，下血水及如屋漏水者，此在庸人，云其积垢已无大可称善。而不知脂膏刮尽，危急存亡之秋也。使今之医家，但识其为脂膏，而并非积聚，则安之固之且不暇，而尚敢攻之削之，或用寒凉以滑之利之也耶？

五 色

凡五色之辨，如下利、积垢之类，无非气血所化。但白者，其来浅，浮近之脂膏也。赤者，其来深，由脂膏切于肤络也。下纯血者，血为热迫，随溢随下，其最深者也。紫红、白红者，离位稍久，其下不骤，色因以变。或未及经络，其少浅者也。赤白相兼者，浅深皆及者也。纯血鲜红者多热证，火行性迫而然也。紫红、白红者少热证，血凝色变而然也。纯白者无热证，脏寒气滑而然也。有无红而亦因热者，此暴注之类，而非下利之谓也。有红紫虽多而不可言热者，此阴络受伤，而非暴注之比也。至于黄黑二色，凡黄深而臭恶者，有热证，亦有寒证。若浅黄色淡，不甚臭，而兼腥馊气者，此即不化之物，皆寒证也。黑浓而大臭者，此焦色也，多火证。若青黑而腥薄者，乃肝肾腐败之色也，犹以为热，大谬矣。五色之辨如此。然痢之见血，皆缘阴络受伤。经络既伤，即热即寒，无不见血，不可以见血者执定为热也。此证当以脉、色、形、气、病因一一详察，庶不至有疑似之讹。

里急后重

里急后重者，病在广肠最下之处。而其病本，则不在广肠，而在脾肾。勿论热利、寒利、虚利皆有之，不得概以为热也。中焦有热，热邪下迫。中焦有寒，寒邪下迫。脾肾气虚，气陷下迫。至于气陷下迫，则从前食积至此已泻尽无余，而所留者只此下陷之气。若欲出而实无所出，无所出而又急欲出，皆气使之然耳。故河间以芍药汤，谓行血则便自愈，调气则后重除，理固然矣。然调气之法不同，气热者凉之则调，气寒者温之则调，气虚者补之则调，气陷者举之则调。必使气和，方为调气行血之法，其理亦然。若但用大黄、槟榔、当归等散气行血之属，谓之调和，则广肠最遥，药不能达。而行之散之者，仍此中焦之气耳。气既下陷，又复行之散之，则气必更陷，其能愈乎？况痢愈则后重自愈，未有痢不愈而能愈后重者，故治当以愈利为主。

大孔肿痛

凡痢疾多有大孔肿痛者何也？盖脾胃不和，则水谷之气不能化，而浊恶难堪之味出诸孔道，此痛楚之不能免也。又若火因泻迫，阳为阴逼，则胃中阳气并结于下，无从解散，此肿之所由生也。所以利多则痛多，利少则痛少，痛与不痛，由气之陷与不陷耳。勿论热痢、寒痢，大孔皆能肿痛，不得谓痛必由热也。治此者只须治利，利止则肿痛自散，亦如后重之法。丹溪云：大孔痛，由热流于下，用木香、槟榔、大黄、芩、连及炒干姜之类主之。是但知火能为肿为痛，又乌知元气之下陷哉！后人所宗，大抵此法，吾恐虚弱之辈有不能堪者矣。

口渴

病利者口多患渴，然则口渴亦非火与？曰：有火者能渴，无火者亦渴。如火盛于中，燎脾炙胃，津液枯干，则喜饮冰水，愈冷愈快，随饮随消者，此因热而渴，治宜凉也。若夫口干作渴，虽欲饮而饮不能多者，是盖寒薄于中，而无根之火浮戴于上，火非真火，渴亦非真渴也。大抵泻痢之久，水泄于下，则津涸于上，故渴而求饮。正以内水不足，欲资外水以相济也，岂必皆因于火乎！火有余者自当清火，水不足者尤宜滋阴。然气为水母，其有气虚不能生水者，不补其母，则水不生而渴不止也。土为水主，其有脾虚不能约水者，不强其主，则水不蓄而渴不止也。不治其渴，而能治其所以渴，则又何渴之有。

禁口

禁口不食，乃痢疾最危之候。虽其中亦有热证，而惟脾胃虚寒者居多。盖食积胃中，其胸腹必胀，火郁胃中，其脏腑必炽。此则噤口之实证也。若既无胀满，是无积矣，又无真热，是无火矣，无积无火，而食不能入，其故何也？以脏气不能容受也。脏气不能容受，其故有二：一由脾气之弱，或为呕恶，或为吞酸，或厌闻食气而泛泛不宁，或饥不能食而枵枵①待困。此以中焦不运，而消受无权，责在脾也。一由肾气之弱，命门不能暖，则大肠不能固，小肠不能化，则胃气不能行。此以下焦无力，化源乏绝，责在肾也。脾肾强而食自下，其理至明。丹溪乃专以实火为言，谓是证必须黄连，非黄连不足以清其胃，

---

① 枵枵（xiāo 肖）：空虚貌。

是殆胶柱之见也夫！

论阴阳疑似

阴阳之道，即养生治病之本，而人不易知者，以其有莫测之妙也。夫阴阳之用，欲其相济，不欲其相戕。相济者，相和者也，阴不可以无阳，阳不可以无阴也。相戕者，相贼者也，阳贼阴则为焦枯，阴贼阳则为寂灭也。凡人之病者，无非阴阳相贼，而失其和耳。而尤于伤寒、痢疾为最焉。痢有热证而实非真热者，烦则似渴非渴，躁则似狂非狂，此非真阳证也，盖以精血败伤，火中无水，而阴失其静，故烦躁若此也。又若飞者飞于上，走者走于下，飞于上为口渴、喉创或面红身热，走于下为孔热、孔痛或便血便黄，此非真热证也。盖以水火相刑，阳为阴逐，而火离其位，故飞走若此也。今人见此等证候，佥[①]曰：察病必须观形证，形证之热如此，犹以为寒，妄也。噫！是但知外之有热，而不知内之有寒也。知上下之有火，而不知中焦之有寒也。又乌知烦躁者之为阴虚，飞走者之为阳虚哉！疑似之间，不可不审也。若止知有火，投以寒凉，则寒犯中焦，孤阳且绝，而病不可为已。

论积聚条

积聚之病，凡饮食、风寒、气血之属皆能致之。积者，积累之谓，由渐而成者也。聚者，聚散之谓，行止不常者也。有形者曰积，无形者曰聚。有形者或饮食之滞，或脓血之留，其病多在血分，血有形而静也。无形者或胀，或不胀，或痛，或

---

① 佥（qiān）：全，都。

不痛，其病多在气分，气无形而动也。《难经》以积属阴气，聚属阳气，其义取此。无形之聚，其散易，有形之积，其破难。临此证者，当辨其有形无形，在血在气，而治积治聚自可得其梗概矣。

饮食之积暂，聚者不过在肠胃之内，可行可逐，治无难也。若饮食不节以渐留滞者，多积痞于膈膜之外。盖以胃之大络，名曰虚里，出于左乳下，其动应衣，乃阳明宗气所出之道也。若饥饱无度，饮食叠进，以致阳明胃气一有所逆，则阴邪之气得而乘之，而脾不及化，故余滞未消，乃至肠外汁液团聚不散，而渐成癥积矣。此其发见甚微，人多不觉，及其既久，则根深蒂固，而药饵无效。今西北小儿多有是证，而于食面之乡为最。以面性本滞，而病多在皮里膜间，所以不易治也。即如妇人血癥气痞，或上或下，亦多在肠胃之外，募原之间，当渐次消磨之。毋欲速妄攻，徒使胃气受伤，而速其危也。

风寒外感之邪亦能成积，邪留而不去，传舍于肠胃之外，募原之间，留著于脉息而成积。如今人以疟后致痞者，其为风寒所抟，可类推矣。但疟因风寒固易知也，若诸积于风，似不相涉。然饮食之滞，非寒不能成积，而风寒之邪，非食亦不能成形。惟以食遇寒，以寒遇食，而积斯成矣。积以寒留，留久则寒化为热。风以致积，积成则证已非风。治此者但当治其所留，不可一味发散，而伤其元气也。

癥痞之积，或上或下，或左或右，本无常所。大抵血积多在下，食积、气积则上自胃脘，下自小腹，凡有留滞，无处不可停蓄。丹溪云：痞块在中为痰饮，在右为食积，在左为血块。其有不能作块，时聚时散者，气也。块乃有形之物，食与痰积、死血而成者也[1]。夫谓或聚或散者，此气聚无疑也。至于以左为血块，以右为食积，以中为痰饮，则凿矣。小儿多有患痞者，必在左肋之下，无非纵食所致。岂因其在左即为血块，而可攻其血乎？若云左血右食，岂右果无血，而左果无食乎？不足以为法也。

论风痹条

风痹一证，即今之所谓痛风也。痹之为言，闭也，血气为邪所闭而不能流行也。风气胜者为行痹，风善行数变，故其为痹，则走注历节，靡有定所，是为行痹，此阳邪也。寒气胜者为痛痹，血气受寒则凝而留聚，聚则成痛，是为痛痹，此阴邪也。湿气胜者为著痹，血气受湿则濡滞，濡滞则邪留著于内，而四肢顽木，是为著痹，亦阴邪也。三者风痹之大略也。其他如五脏六腑之痹，虽饮食居处皆能致之，然必受邪于外，而内连脏气，则合而为痹矣。欲辨其轻重，则在皮肤者为轻，在筋骨者为甚，在脏腑者为尤甚。若辨其寒热，则多热者方是阳证，无热者便是阴证。且痹本阴邪，故寒者多而热者少，又不可不察也。

观《痹论》曰：风寒湿三气杂至，合而成痹。而《寿夭刚柔篇》又曰：在阳者命为风，在阴者命为痹。何也？盖三气之合，乃统言痹证之所因。而在阳曰风，在阴曰痹，则分别其表里而言也。风之与痹，本皆感邪所致，其有表证之见于外而发热头疼，或得汗即解者，是皆有形之证，以阳邪入阳分，即伤寒中风之属也，故病在阳者为风。若既受寒邪，而初无发热头

① 痞块在中为痰饮……死血而成者也：语出《丹溪心法·积聚痞块》。

疼，又无变证，或有汗，或无汗，而筋骨疼痛如故，或绵延病势不止，而无表证之见于外者，是皆无形之证，以阴邪直走阴分，即诸痹之属也，故病在阴者为痹。其有既见表证，而筋骨疼痛异常者，则为半表半里，阴阳俱病之证。阴阳俱病，有风有痹，故曰在阳为风，在阴为痹也。然则诸痹皆属阴分，亦总由真阴衰弱，精血亏损，故三气得以乘之，而酿为诸证。经曰：邪入于阴则痹，正谓此也。治此之法，最宜峻补真阴，使血气流行，则寒邪自退。若妄用风湿痰滞等剂，而再伤阴气，未有不败者矣。

痹因外邪，病本在经，而深则连脏，故其在上则为喘呕，为吐食，在中则为胀满，为疼痛，在下则为飧泄，为秘结，诸病皆风痹之兼证也。当于各门中权其缓急先后，兼而治之。

痹证之风胜者，治当从散。宜解毒散、乌药顺气散之类主之。若风胜而兼微火者，宜五积散或当归泻痰丸之类主之。

痹证之寒胜者，但察其表里，初无热证，即当从温治之，如甘草附子汤之类为宜。若寒甚气虚者，用三因附子汤。

痹证之湿胜者，以温脾除湿为主，如五苓散、五积散、真武汤、三因附子汤、调气平胃散、二陈汤、六君子汤皆可加减。若湿而兼热者，其脉必数滑，宜加味二妙丸。其有热甚者，如抽薪饮之类亦可暂用，先清其火，而后调其气血。

历节风痛

历节风痛，以其痛无常所，即行痹之属也。《病源》云：历节风痛，是气血本虚。或因饮酒，腠理间汗出招风所致。或因劳倦，调护不谨，以致三气之邪遍历关节，与气血相搏而疼痛非常。或如虎之咬，故又有白虎历节之名。《中藏》篇曰：历节疼痛者，乃醉犯房而得之，此其概也。大抵痛痹之证，多有昼轻而夜重者，正阴邪之在阴分也。有寒暑风雨而痛者，正阴邪之犯阳也。有因暖得热而痛者，此伤阴之火证也。有火者宜清凉，无火者宜温补。若肢体拘滞，转动不利者，此血虚血燥证也，宜以养血养气为主。

厥逆

厥逆一证，危证也。厥者，尽也，逆者，乱也，即气血败乱之谓，故《内经》郑重而详言之。如云暴厥卒厥者，皆厥逆之总名也。如云寒厥热厥者，分厥逆之阴阳也。如云连经连脏者，论厥逆之死生也。再若诸经五脏之辨，亦既详矣。而近世犹有气厥、血厥、痰厥、酒厥、脏厥、蛔厥等证，亦无非本于经义，考之《内经》诸说，已极明晓，奈何后人不察，凡遇此证即概谓之中风，竟不知厥逆为何病，而通从风治，害孰甚焉。

华元化《阳厥论[①]》曰：骤风暴热，云物飞扬，晨晦暮晴，夜炎昼冷，应寒不寒，当雨不雨，水竭土壤，时岁大旱，草木枯悴，江河乏涸，此天地之阳厥也。暴壅塞，忽喘促，四肢不收，二腑不利，口焦咽痛，头重脑胀，鼻流清涕，双睛似火，一身如烧，素不能者乍能，素不欲者乍欲，登高歌笑，弃衣奔走，狂言妄语，不辨亲疏，发躁无度，饮水不休，胸膈彭亨，腹胁满闷，背疽肉烂，烦溃消中，食不入胃，水不穿肠，骤肿暴满，叫呼昏冒，不省人事，疼痛不知去处，此人之阳厥也。阳厥之证，按脉有力者生，绝者死。《阴厥论[②]》曰：飞霜走

① 阳厥论：指《中藏经·阳厥论》。
② 阴厥论：指《中藏经·阴厥论》。

雹，朝昏暮霭，云雨飘摇，风露凄凉，当热不热，未寒而寒，山摧地裂，土坏河溢，月晦日霾，此天地之阴厥也。暴哑卒寒，一身拘急，四肢卷挛，面青唇黑，口噤目直，言语蹇涩，股肱寒栗，胸腹胀痛，喉舌瑟缩，此人之阴厥也。阴厥之证，举指弱按，指大者生，举按而绝者死。遍身悉冷，额汗自出者亦死。阴厥之证，过三日者皆死。

尸　厥

尸厥一证，乃外邪卒中之恶候，凡四时不正之气，及山魔土煞，五尸[①]魔魅之属皆是也。犯之者卒然手足厥冷，肌肤寒慄，或唇舌禁缩，眼目乜斜[②]，狂语谩言，阴汗骤下，不省人事，卒然运倒，此皆飞尸厥暴。速剔其左角之发方一寸燔治，饮以美酒一杯，如不能饮者灌之，立已。若用艾灸，则莫如华君灸阳脱法，及灸鬼法最妙。大抵用药之意，邪之所入必缘气虚，故即用左角之血余以补五络之脱竭，其义如此。当夫垂危之际，要非参附回阳等药不能挽回，若其痰气不清，又不得不先为消除，然后调理，如不换金正气散、葱姜汤之类，皆宜酌而用之。

论非风

非风者何？即时人所谓中风证也。此证多由卒倒，卒倒多由昏愦，本系内伤诸损颓败所致，原非外感风寒。而时人不知，竟以中风名之，抑亦谬矣。张会卿欲易去中风二字，而拟名类

① 五尸：道教谓藏于五脏中的五种邪魅。
② 乜（miē 咩）斜：眯着眼睛斜视。

风，又名属风。然类风、属风毕竟与风字相混，恐后人不解，仍尔模糊，不如单取河间、东垣之意，特以非风名之，庶乎使人易晓，而不至混称为中风也已。

凡诊诸病，必先正名。《内经》诸篇所言风证，各有浅深、脏腑、虚实、寒热之不同，本皆历历可考也。时人所谓中风者，乃误以《内经》之厥逆悉指为风，沿谬至今，莫有辨者。虽丹溪云：今世所谓风证，大约与厥痿等证混同论治。此说固亦有之，然何不竟云误以厥痿为中风也？近代徐东皋云：痓痉即《内经》痉病，点画之讹，遂有此字、厥类风，凡尸厥、痰厥、气厥、血厥、酒厥等证，皆与中风相类。此言似乎近之，而殊亦未善也。夫风厥相类，则临此证者曰风可也，曰厥可也，疑似未决，将从风耶？抑从厥耶？不知《内经》所言，风自风，厥自厥，风之与厥，一表证也，一里证也，安得谓之相类耶？时人不能洞明经义，凡遇厥逆，皆曰中风。既云中风，不得不从风治。既从风治，不得不用散风之药。以散药治厥证，所散者非元气乎？以致真阴败绝，真气凋零，是死之矣。故名不可不正也。苟正名曰厥，则本非风寒，固不当谬从风治耳。

论有邪无邪

凡非风等证，在古人诸书皆云气体虚弱，荣卫失调，则真气耗散，腠理不密，故邪气乘虚而入。此言感邪之由，岂不为善，然有邪无邪，何可不辨！有邪者，即伤寒疟痹之属，无邪者，即非风衰败之属。有邪者，或为寒热走注，或为肿痛偏枯，而神气则依然无恙也。无邪者，本无痛苦寒热，而肢体顿异，精神言语突然改常者也。有邪者，病在乎经，即风、寒、湿三气之外侵也。无邪者，病出于脏，而精虚则气去，所以为运眩、猝倒，气去则神去，所以为昏愦无知也。有邪者，邪缘虚入，故宜先扶正气，但通经逐邪之品，不得不用以为佐。无邪者，救本不暇，而尚敢再用杂药，以伤其元气乎？

论肝邪

凡五脏皆能致病，而非风等证何以独重肝耶？且其急暴之若此也！盖人之赖以有生者，惟此胃气，以胃为水谷之本也。故经云：人无胃气曰死，脉无胃气亦死。所谓肝邪者，即胃气之贼也。一胜一负，不相并立。凡非风等证，多有强直、掉眩者，皆肝邪风木之化也。其有肢体不用，痰涎壅盛者，则胃败脾危之候也。然虽曰东方之实，又岂肝木之有余耶！正以五阳俱败，肝木失养，则肝从邪化，是曰肝邪。肝邪之见，本由脾肾之虚。使脾胃不虚，肝木虽强，必无伤脾之害。使肾水不虚，肝木得养，又何有强直之虞？所谓胃气者，乃三十五阳也，非特指阳明而言也。所谓肾水者，乃五脏六腑之精也，非特指少阴而言也。大都真阳亡则真脏见，真阴亡亦真脏见。凡脉证之见真脏者，悉属垂危之候。所谓真脏，即肝邪也，所谓肝邪，即无胃气也。此即非风、类风之病之大本也。治者宜阴阳两补，若待真脏见则无及已。

论气虚

凡非风卒倒之证，多缘气虚而然，何也？人之死生全凭乎气，气聚则生，气散则死。今之子弟，平素不能保摄，或七情内感，先伤五脏之真阴，此致病之由也。而且内外劳伤，复有所触，以损一时之元气，或至年华衰迈，气血将离，则积损成颓，此发病之由也。其阴耗于前，而阳亏于后，其阴陷于下，而阳乏于上，此非阳气暴脱之候乎？故其为病，忽然汗出者，营卫之气脱也。或为遗尿者，命门之气脱也。口开不能合者，阳明经气脱也。口角涎流者，太阴脏气脱也。四肢瘫软者，肝脾气败也。神思昏倦，不能语言者，神败于心，而精败于肾也。此其冲任俱竭，形神交丧而然。故必在中年之后，乃有此证。时人见此，无不指为风痰，而治从消散。不知风中于外，痰郁于中，皆实邪也。实邪为病，何遽暴绝若此？且既若此，其暴绝也而能堪此消散者，复几何哉？东垣有言：气虚者多是证。旨哉论乎！后人不明其说，但以东垣为主气，又乌知气之义乎？故凡治非风、昏沉等证，苟无痰气壅塞，即当大剂参附，峻补元气，以先其急。随用地黄、当归、甘杞之属滋益真阴，以培其元。盖阴乃气之根，气生于下，向生之气也。经曰精化为气，即此之谓。舍是而外别无良图矣。嗟乎！庸庸者流，养生失其道，而一病至此，败坏可知。苟欲复生，诚非易易。然治得其法，抑亦蒙泉剥果之生机也。传语尔曹，一误岂堪再误！

论痰之本

凡非风之多痰者，悉由中虚所致。夫痰者，水也，其本在肾，其标在脾。在肾者以水不归源，泛而为痰也。在脾者以饮食不化，故不足以制水也。不观之强壮之人乎，任其多食多饮，而随食随化，未见其为痰也。惟是不能食者，反能生痰，则以脾之不能化食，而食即为痰也。故凡病虚劳者，其痰必多，而病至垂危，其痰转甚，正以脾气愈虚，则全不能化，而水液悉为痰也。然则病之与痰，病由痰耶？痰由病耶？岂非痰必由于虚耶？可见天下之实痰无几，而痰之当伐者亦无几。但须温脾强胃，以治痰之本。根本既复，则痰将不治而自清矣。百病皆然，而况于非风卒倒之证哉！

论经络痰邪

语曰：痰在周身，百病莫测。凡瘫痪、瘛疭、半身不遂等证，皆伏痰留滞而然。若此痰者，宁非邪类？不去痰乎病何由愈？是说也，彼亦知痰之所自乎？经络之痰，盖即津血之所化也。使其荣卫和调，则津自津，血自血，何痰之有？唯是元阳耗散，精气沦亡，水中无气流行，而津凝血败，皆化为痰耳。是痰耶？是津血耶？抑精血之外，别有所谓痰者耶？如谓痰在经络，非攻不去，则必并精血而尽去之，庶乎可也。否则宁有独攻其痰，而精血自可无动者耶？精血复伤，元气愈竭，随去随化，其痰愈甚，此所以治痰者必不能尽，而所尽者惟此元气也。且有本无痰气，而误认为痰以攻之者，又何其昧之甚乎！故用治痰之药如滚痰丸、清气化痰丸、搜风顺气丸之类，果其元气无伤，偶有壅塞，而或见微痰之不清者，方可暂用分消，岂云无效。若其病关元本，而一概治标，则未有不日用而日败者矣。

论治痰

开痰之法，惟吐最捷。但恐元气太虚，不能当此，愈加危困，故宜审其可攻与否，斯无误焉。若其合眼咬牙，肢体拘急，面赤强勍[1]有力者，虽沉迷亦复不害。先将粗箸挖开口吻，随以笔杆擒住牙关，用淡淡姜盐汤徐徐灌之，然后以中食二指探入喉间，引其呕吐，如指不能进，则以鹅翎蘸汤探喉代指亦妙，

---

① 强勍（qíng 晴）：强大。

如是数次，使吐气通必渐苏矣。若死证已具，而痰声漉漉于喉间者，吐亦无益。或痰气极盛，并吐亦不能者，皆弗治。

论气血

凡非风眼目㖞[①]斜，半身不遂，及四肢无力，掉摇，拘挛之属，皆筋骨之病也。夫肝主筋，肾主骨，肝藏血，肾藏精，所以固肌肤而益营卫者也。精血亏损，不能滋溉百骸，故筋有缓急之病，骨为痿弱之病，皆缘精血败伤而然。譬诸树木之衰，一枝津液不到，即一枝枯槁，人之偏废亦犹是也。经曰：足得血而能行，掌得血而能握。今其偏废若此，岂非血气濒危之兆乎？临川陈氏曰：医风先医血，血行风自灭。盖谓肝邪之见，总由肝血之虚。肝血虚则燥气乘之，而木从金化，则风亦随之。治此者只宜养血以除燥，真阴复而假风散矣。若从风治，则风能胜湿，燥必更甚，大非宜也。

凡非风证，未有不表里俱亏者也。外病在经，内病在脏。治此之法，宜以培补元气为主。若无兼证，亦不宜攻补兼施，徒致无益。盖其肢体之坏，神志之乱，皆由根本伤损，初无所谓邪也，能复其元，庶几可治。

人于中年之后多有此证，其衰可知。经云人过四十而阴气自半。正以阴虚为言也。人生于阳而根于阴，根本衰则人病矣，根本败则人危矣。所谓根本者，即真阴也。人知阴虚惟一，而不知阴虚有二。如阴中之水衰，则多热多燥，病在精血。阴中之火衰，则多寒多湿，病在神气。若水火俱伤，则形神交敝[②]，

① 㖞（kuā 夸）：歪邪。清龚自珍《伪鼎行》：“㖞离疥癞。”
② 敝：衰敝。

病不可疗已。

多热多火者忌温辛，并参、术、姜、桂之类皆不可轻用。多寒多湿者忌清凉，如生地、芍药、麦冬、石斛之类，亦非所宜。若气虚猝倒，并无实痰实火之证，而或者误认中风，遽用牛黄丸、苏合丸之类，再散其气，则不可救矣。

凡治火证，苟火已去六七，即当调治其本。然阳盛者阴必病，故治热者从血分归于阴也。

寒甚者宜益火，故治寒从气分归乎阳也。

非风、运眩、掉摇、昏愦者，总缘气虚于上。经曰：上气不足，脑为之不满，头为之苦，倾目为之苦眩。又曰：上虚则眩。其明训也。凡微觉是证，即以大补元气煎或十全大补汤之类治之，否则卒倒之渐所由至也。丹溪云：无痰不作运。岂运眩者必皆痰证耶？此言最为偏狃①，学者因证而酌其中可也。

非风麻木不仁者，因其气血偏枯，所以不知痛痒。盖气虚则麻，血虚则木，麻木不已，则痿废日增，此魄虚之候也。经曰：荣气失则不仁，卫气失则不用，荣卫俱失则不仁且不用。肉如故也，人身与志不相有曰死即此类也。治此者只当培养气血，切弗误认为痰。

夏月猝倒，忽患非风抽搐等证，此乃火克金，热伤气而然，即今之所谓暑风也。气虚者宜十味香薷饮，火盛者宜瓜水绿豆饮，或用芩连之属，暂解其热。若伏阴在内，而气虚阳脱者，必须附子理中饮，或六味回阳汤之类放胆用之，勿云暑月忌温热，此不达之言也。

肥人多有非风之证，以肥者气虚也？何言乎肥者气虚？彼

---

① 狃（niǔ 扭）：因袭，拘泥。

其肉胜于骨也。骨主气，肉主血，血胜则生湿，而阳不能配阴，故为气虚之病。且湿滞日积，则气道为之不利，临此证者，果其痰气壅盛，不得不先为清利。若无痰而气脱卒倒者，宜四君、六君、十全大补汤之类主之。

非风，烦热自汗，小水不利者，不可以药利之。盖津液外泄，小水必少，若再用渗利，则阴水愈竭，无以制火，而烦躁更甚。但使热退汗止，小水自无不利也。且自汗皆属阳明之证，亦忌于利小水，宜用生脉散、一阴煎之类主之。火盛者加减一阴煎。

非风遗尿者，由肾气之虚脱也，宜参、芪、归、术之属补之。然命门火衰，所以不能收摄，非用桂附，终无济也。

凡尸厥、气厥、痰厥、血厥、酒厥之类，今人皆谓之中风，而不知其为非风之证也。当与厥逆条并参。

论用药佐使

凡非风而有兼证者，则通经、佐使之法本不可废。盖其经络不通，皆由血气。血气兼证，各有所因。因乎风者必闭郁，因乎寒者必凝涩，因乎热者必干涸，因乎湿者必壅滞，因乎虚者必不运行，而治有不同。风郁者宜散而通之，寒凝者宜热而通之，火燥者宜凉而通之，湿滞者宜温利而通之，血滞者宜活而通之，气滞者宜行而通之，痰滞者宜开而通之，气血虚弱者宜温补而通之。通经之法，似乎备已。然虚实之异，犹宜察焉。通实者各从其类，使无实邪而妄用通药，则必伤元气，反为害矣。通虚者或阴或阳尤当知其大要。如参术所以补气，而气虚之甚者，非姜附之佐，必不能追散失之元阳。归地所以补精血，而阴虚之极者，非桂附之引，亦不能生至阴之元气。寒邪在经，而客强主弱者，非桂附之勇，则脉络不行，寒邪不清。痰湿在中，而土寒水泛者，非桂附之暖，则脾肾不健，痰湿不减，此通经之法。大抵实者可用寒凉。而虚者必当温补也。但附子之性刚勇而热，凡阴亏水衰，而多热多燥者，自非所宜。若无燥热等证，但系阳虚，而诸药所不及者，非此不足以达之也。古人云：附子与酒同功，义可知矣。人以附子多毒，概不敢用。不知制用得法，何毒之有？此诚奇品，愿毋忽诸。

论经脏

凡非风等证，须辨其在经在脏。经病者轻浅可延，脏病者深重可畏，经病连乎肢体，脏病彻于精神。虽在经者必由中，而表里浅深各有所主，此经脏之不可不辨也。然在经在脏虽有不同，而曰阴曰阳莫不本于气血。能知气血之得失，阴阳之赢虚，则可尽其义矣。如必曰某脏某经必用某方某药，不知通变，多失其真。故凡凿执之谈，往往有说得行不得者，正以心之所至，口不能宣，而口之所传，心不能到也，知几其神乎①！

论真中风

刘宗厚《玉机微义》云：予尝居凉州，其地高阜，四时多风少雨，天气常寒，每见中风或暴死者有之，盖折风②燥烈之甚。也犹忆洪武乙亥③秋八月，大风起自西北时，甘州城外路

---

① 知几其神乎：语出《周易·系辞下》：“几者，动之微，吉之先见者也”。几：事物的征兆。

② 折风：《灵枢·九宫八风》：“风从西北方来，名曰折风。”张景岳注：“西北方乾金宫也，金主折伤，故曰折风。”

③ 洪武乙亥：为洪武二十八年，公元1395年。

死者数人，因悟经中谓西北折风伤人，至病暴死之旨不诬。丹溪之言诚有本也。吁！医之不明运气、地理、造化、病机之微，而欲行通变之法，难矣哉！据此一说，是诚风之杀人也，虽然风气兼温，即烈未必杀人，惟带寒威乃杀人耳。况以西北地寒，盲风①发于八月，则寒气总至沁骨透脾。凡暴露之人，虽曰中风，而不知实中阴寒之毒也。此在强者尚能支持，弱者焉得不死。然亦以所遇之异，故特纪。若此方是真中风邪，则亦百十年间始或仅遭一二，而此证之不多见于天下，从可知矣。他如贼风虚邪之中人，则岁岁有之，处处有之，无非外感之病，未闻有因外感而猝然昏愦致死也。且今之所谓中风者，或于寂然无风之时，或于食饮严密之地，并无外感而忽然运仆，遽尔偏枯，此其是风非风又可识矣。而尽以风治，其又孰能堪此哉！

论古今中风之辨

夫风邪中人，本皆表证，载之《内经》所训诸风，尽指外感而言而。今之所谓中风则不然，但见有卒倒、昏迷、神魂不守等证，无论其有无风邪，有无寒热及有无筋骨疼痛，一概谓之中风，其与内经相剌谬②甚矣。虽《热病篇》有偏枯③一证，曰：身偏不用而痛，此以痛痹为言，非今之所谓中风也。《阴阳别论》曰：三阴三阳发病，为偏枯痿易，四支不举。此以经病为言，亦非所谓风也。继自越人、仲景二公，亦皆以外感言风，初未以非风言风也。迨汉末华君所言五脏之风，则稍与《内

---

① 盲风：指非常急猛的风。

② 剌（là 腊）谬：冲突，违背。司马迁《报任安书》："今少卿乃教以推贤进士，无乃与仆私心剌谬乎！"

③ 偏枯：偏瘫，半身不遂。

经》不合，而始有吐沫、身直、口噤、筋急、舌强而不能语、手足不遂等说，然犹不甚相远。至于隋唐以来，若巢氏病源、孙氏千金等方，及今世叶氏医案所列风证日多日详，而是风非风益混淆失据而乱其真矣。故内经所不言者，皆不得列之为风证。即或稍有所涉，亦当以四诊相参，必其真有外感实邪，方许论从风治。不然非风之类，毋攻治以戕之也。

仲景《要略》一篇，论中风者最详。所云半身不遂者为痹，乃指痛风而言，谓其本于风寒也。所云邪在皮肤及在络在经，入腑入脏者，亦谓由浅达深，以外邪传变为言也。惟㖞僻①、吐涎二语，《内经》诸风并无言及，而仲景创言之。自唐宋以还，则渐有中经、中血脉、中腑、中脏之说。而凡内伤、气脱、卒厥等证，悉认为中风，而忘却真风面目矣。有志于此者盍心苦为分明之。

丹溪之论中风也曰：案《内经》以下，皆谓外中风邪。然地有南北之殊，不可一途而论。惟河间作将息失宜，水不制火者极是，由今言之，西、北二方亦有真为风所中者，特其少。尔东南之人多是湿土生痰，痰生热，热生风耳。其论若此。夫东南湿痰生热，热生风二语，仍窃河间热甚之说，而非风等证，岂皆热病即云为痰？亦岂无寒痰？而何以痰即生热，热即生风耶？且非风则已是风，此证南北俱有，但云东南寒少，未必杀人则可，而曰风少不可也。非痰则已是痰，亦南北俱有。若水土之外湿，东南固多，而乳酪之内湿，则西北尤多也。痰之为物，虽由湿生，然脾健则无，脾弱则有，而脾败则甚，此所以痰因乎病，非病因乎痰也。固哉李叟之论风也。

---

① 㖞（wāi 歪）僻：指口眼歪斜的症状。

论续命等汤

历代相传治风之法，皆以续命汤为主。考其所自，则始于《金匮要略》附方。然此宋时挍正之所增，而非仲景本方也。隋唐已来，孙氏《千金方》有小续命、大续命、西川续命、搜风等汤。后人宗之，辄以为中风主治矣。夫续命汤以麻黄为君，而以姜桂并用，本发散外邪之佳方也。至大小续命等汤，则复加黄芩以兼桂附，虽曰相制，而水火冰炭，道本不侔①。即有神功，终非可以冒昧者。独怪河间、东垣、丹溪三子，既于中风门详言此病非风矣，而复于本门中首列小续命汤，附以加减之法，若麻黄、桂枝、葛根、附子、白虎等汤。但用治外感则可，用治内伤则不可，而三子之卷卷②不舍者，抑何前后之言不相符耶？他如大秦艽等汤，在机要发明③，俱曰治中风。外无六经之形证，内无便溺之阻隔，惟是血弱不能养筋，宜滋血而筋自荣，以大秦艽汤、羌活愈风汤主之。按秦艽汤虽有补血之药，而寒散之味居其半。夫既无六经之外邪而用散何为也？夫既无阻隔之火邪而用寒何为也？寒散既多，又果能养气血而壮筋骨乎？秦艽汤且不可，愈风汤则尤其不可者也。用此法者，究属何意？

雷公三条

《雷公论治》曰：凡人有一时猝倒，不省人事，口中痰声作响，见者以为中风也。谁知其气虚，若作风治，无不死者。盖

① 侔：相等，齐。
② 卷卷：勤苦用力貌。
③ 机要发明：指李东垣的《活法机要》和《医学发明》等医书。

因平日不节女色，精亏以致气衰，又加起居不时，故卒然如风之吹倒也。治宜补气而不治风，清痰而不耗气，气复而痰自去，痰去而风自愈矣。宜用培气汤。

人有卒倒、昏眩、神魂失守者，此似中风而非中风，不可作真中风治也。然其中有阴虚、阳虚之不同。阴虚者，肾中之水虚，不能上交乎心也；阳虚者，心中之火虚，不能下交乎肾也。更有肝气过燥，不能生心中之火而猝倒者，亦阴虚也。更有胃中过暖，不能安心中之火而猝倒者，亦阳虚也。辨明四证而治之，治阴者，宜地黄再苏丹，治阳者宜人参交肾汤。

更有口渴引饮，眼红，气喘，脉息洪大，舌不能言者，又不可作气虚治之。若作气虚，用参芪之品，去生亦远。此乃肾水已竭，不能上滋乎心，心火亢极自焚、闷乱，遂至昏倒，有似中风也。法当大补肾水。而参以清心祛火之药，使之水足以济火，火息则痰清，喘平则舌利，何至有性命之忧哉？用地黄吴萸水火两治汤。

痉证

痉证甚多而人不识者，鲜有察之者耳。中风之有此者，年力衰残，阴之败也。产妇之有此者，去血过多，冲任竭也。疮家之有此者，血随脓去，荣气涸也。小儿之有此者，风热伤阴，遂为急惊；汗泻亡阴，遂为慢惊也。凡此之类，总由阴虚。盖精血不亏，则虽有邪干，亦断无筋骨拘牵之病。今病至强急，其枯可知。治此者，必当以气血为先。或邪甚者兼治邪，若邪微者通不必治邪，以此证之所亟者在元气，元气复而血脉行，则微邪自不能留。何足虑哉。今人但见此证，必分门别类，悉从风治，不知。外感之风，寒邪证也，治宜解散。内生之风，血燥病也，治宜滋补。此数证者，并无外感，总系内伤。既以丧精耗血，枯槁而成，而又攻治风痰，难乎免矣。附辨于此，以志[1]痉证之大要云。

古法治风权变

唐许允宗治柳太后病风，脉沉欲脱，曰：服汤药无及[2]矣。即以黄芪、防风煎汤数十斛[3]，置床下薰薄之，是夕果语，更药而愈。王克明治卢州王守道风噤不得语，以炽炭烧地热，渗以苍术、防风，舁[4]病者于上，须臾少苏。此二者以病至垂危，药不能及，亦治风之权变也，附笔于此。

论伤寒条

凡病伤寒者，本由寒气所伤，而风即寒之帅也。第[5]以风寒分气令，则风主春而东，寒主冬而北。以风寒分微甚，则风属阳而浅，寒属阴而深。然风送寒来，寒随风入，透骨侵肌，本皆同气。故夫寒之浅者，即为伤风，风之深者。即为伤寒。其有不浅不深，半正半邪者，即为疟疾。其有入于经络，筋骨疼痛者，即为风痹。然则伤风也，伤寒也，疟疾、风痹也，皆风寒之所致也。《内经》云：谨候虚风而避之，则圣人日避虚邪之意如避矢石然，邪弗为害。此之谓也，所谓杜渐防微之道也。

---

① 志：记载，记录。

② 无及：来不及。

③ 斛（hú 胡）：中国旧量器名，亦是容量单位，南宋以前一斛为十斗，之后一斛为五斗。

④ 舁（yú 于）：抬。

⑤ 第：但。

伤寒三证

夫冬令严寒，水冰地裂之时，最多杀厉之气。人触犯之而立时病者，是为正伤，寒即阴寒直中之证也。然惟流离穷困之世多有之，若时当治平，民安饱暖，则直中之证少见，此伤寒之一也。其有冬时感寒不即病者，寒毒留于荣卫之间，至春夏时又感风寒，则邪气应时而动，故在春则为温病，在夏则为暑病，所谓先夏至日为温，后夏至日为暑是也。随气传变，而辛苦之人多有之，此伤寒之二也。又有时行之气。如春宜暖而反寒，夏宜暑而反凉，秋宜凉而反热，冬宜寒而反温，非其时而有其气，一岁之中，老幼之病多相似者，是即时行之证。感冒寒邪不正之气，随感随发，凡禀弱而不慎起居者多有之，此伤寒之三也。三者病各不同，治有深浅，苟不能辨，则动辄杀人，固非他病之可比已。

辨阳证阴证

凡治伤寒，须先辨阳证阴证。若病自三阳不能解散，而传入三阴，则寒郁为热，因成阳证。盖其初病必发热，头痛，脉浮紧，无汗，以渐而深，遂入阴经，此邪自阳分传来，愈深则愈热，虽在阴经，亦阳证也。其脉沉实有力，其证烦燥炽盛，此当攻里，或清或下，随宜而用。若初起本无发热、头痛等证，原不由阳经传来，而直入阴分者，其证或厥冷，或呕吐，或腹痛，或不渴，或脉微弱少力者，此乃元阳元气之不足，真是阴证。经[①]曰发热恶寒由于阳，无热恶寒由乎阴。盖以传经不传

① 经：此指《伤寒论》。

经而论阴阳也。阴阳之治，尤当察其虚实。

伤寒有纯阳者，有纯阴者，有阴阳相半者。或今日见阴而明日见阳者有之，或今日见阳而明日见阴者有之，以阴变阳者吉，以阳变阴者凶。

凡病人开目喜明，欲见人，多谭者属阳，闭目喜暗，畏见人，懒言者属阴。

三阳阳明证

三阳阳明之证，皆自经传腑，胃家之实证也。曰太阳阳明者，邪自太阳传入于胃，名曰脾约，以其小便数、大便硬也。曰正阳阳明者，邪自阳明本经传入于府，而邪实于胃也。曰少阳阳明者，邪自少阳传入于胃也，胃为腑者，犹府库之府，府之为言聚也。以胃本属土，万物之所归。邪入于胃，则别无所传，郁而为热，此由耗亡精液，胃中干燥，或三阳热邪不能解散，自经入腑，热结所成，故邪之在阳明胃府者，谓之实邪。土气为邪，王于未申，所以日晡潮热者，属阳明也。论曰：潮热者，实也。此为可攻之证。然潮热虽为可攻，若脉浮而紧，小便涩，大便溏，身热无汗，此热邪未全入腑，犹属表证，仍当和解。若邪热在表而妄攻之，则祸不旋踵矣。

三阳阴证

凡脉浮空无力，或沉紧微弱者，太阳兼少阴之阴证也。脉浮长无力，或短细结促者，阳明兼太阴之阴证也。脉弦数无力，或沉细微弱者，少阳兼厥阴之阴证也。阴证者即阳虚之证也，大忌寒凉克伐之药，误用立死。

辟李子建伤寒十劝

天地间死生消长之道，惟阴阳二字尽之。而人力挽回之权，亦惟阴阳二字尽之而已。至于伤寒一证，则尤切于此，不可忽也。第伤寒之阴证阳证，其义有二。所谓二者，曰经有阴阳，证有阴阳是也。经有阴阳，则三阳为阳证，三阴为阴证。证有阴阳，则实热为阳证，虚寒为阴证。经之阴阳有热有寒，故阳经亦有阴证，阴经亦有阳证。证之阴阳有假有真，故实热亦有阴证，虚寒亦有阳证。此经自经，而证自证，乃伤寒中最要之纲领，不可混淆者也。今之医流多不明其所以然，每致误认阴阳，肆行克伐，杀人于股掌之上，而终身不悟，良可浩叹。原其所由，亦非无本，盖本于李子建《伤寒十劝》。十劝之中，惟八曰：邪已在里，不可发汗。九曰：饮水不可过多。十曰：病后当忌饮食、房劳。只此三者，皆为有理。然亦人尽知之，无待其为劝矣。此外七劝，则悉忌温补。试详考仲景《伤寒论》所列三百九十七证，而虚寒者一百有余。所著一百一十三方，而用人参者二十，用姜附者五十有余。又东垣曰：实火宜泻，虚火宜补。薛立斋曰：大凡元气虚弱而发热者，乃内真寒而外假热也。岂子建诸人独未之见耶？若其未见，胡可妄言？今彼十劝之中，禁用温补者十居六七，而无一语戒及寒凉，果何意哉？末学奉为圣经，悉以阴证作阳证，虚证作实证，止知凉泻之一，长全忘虚寒之大害。夫生民元气足者有几，其堪此暗消暗剥之大盗乎哉？嗟嗟！何物匪才，妄言十劝，既不能搜罗坟典①，明析阴阳，又不能揣摩虚实原始要终，徒逞其不经之谈，

---

① 坟典：三坟、五典的并称，后转为古代典籍的通称。

遗害后世，宜会卿之深恶痛疾，而亦同道者之所当切齿而拊心者也。予言岂其苛欤！

治法

凡治伤寒，不可拘于日。数见表即当治表，见里即当治里，因证辨经，随经施治，乃为良法。若表邪未解，即日数虽多，而脉见紧数者，仍宜解散，不可攻里也。若表邪已轻，即日数虽少，而脉见沉实者，即当攻里，不可发表也。惟此二法，一曰发表，一曰攻里，皆以邪实者为言。其有形气证气之不足者，则不可言攻发，而宜从乎补矣。但补有轻重，或宜兼补，或宜全补，则在乎明慧者用之如法耳。

凡伤寒时寒火衰，内无热邪而表不解者，宜以辛温热剂散之。时热火盛而表不解者宜，以辛甘凉剂散之。时气皆平而表不解者，宜以辛甘平剂散之。此解散之大凡也。盖人在气交[①]之中，随气而化，天地之气寒则宜辛热，天地之气热则宜辛凉。经文以冬为伤寒，春为温病，夏为暑病，名既随时而易，则方不容不因时而更也。第凉散之法，当知所辨。必其表里俱有热证，方可兼用清凉。若身表虽热而内无热证者，此以元气之不足，因寒而成热也，不可妄用凉药。盖恐内寒未除，而外寒复入，以寒遇寒，则固结不解，邪必更甚，此智者所为因证以审时，不可徇时以罔证也。

治虚邪法

凡伤寒治法，在表者宜散，在里者宜攻，理固然已。而死

① 气交：天地阴阳二气相互感应而交合的过程。

生得失之机，则全在虚实二字。夫邪之所凑，其气必虚，故伤寒为患，多系乘虚而入。时医不得其解，动曰伤寒无补法，任意攻邪。殊不知可攻而愈者，元非虚证，正既不虚，邪自不能为害，及其经尽气复，自然病退。故治之亦愈，不治亦愈，此实邪之无足虑也。惟是挟虚伤寒，则最为可畏。若不知固本御侮之策，而恣意攻邪，则凡攻散之剂，未有不先入于胃而后达于经，邪气未相及而胃气先被伤矣。即不尽脱，亦必更虚。元气更虚，邪必更入，虚而再攻，不死何待？是以患伤寒而死者，必由元气之先败，此则举世之通弊也。故凡临证者，但见脉弱无神，耳聋手颤，神倦气促，苦明喜暗，颜色青白，形证不足等候，即当专顾元气。若形气本虚，而过散其表，必至亡阳。脏气本虚，而误攻其内，必至亡阴。即或元气半虚，而邪方盛者，亦当权其轻重而兼补以散。若元气大虚，则虽邪气方盛，亦不当力攻其邪。必然详察阴阳，洞明表里，或用凉水，渐去其热，或兼微解，渐去其寒。盖邪实正虚，原有主客不敌之势，但能保守根本，不至决裂，则邪将不战而自败，此中大有元妙，不得谓起死回生之说徒托诸空言已也。

补中亦兼散表

夫补者所以补中，何以亦能散表？盖阳虚者，即气虚也，气虚于中，安能发表？不补其气，肌能解乎？凡脉之微弱无力，或两寸短小，而多寒者，即其证也。此阳虚伤寒也。阴虚者，即血虚也，血虚于里，安能作液，非补其精，汗能生乎？凡脉之沉实无力，或两尺无根，而多热者，即其证也。此阴虚伤寒也。然补则补矣，尤当酌其剂量。譬之饮酒者，止能一勺，而与以一升，宜其至于困也。使能一斗，而与以一合，亦何异于以蠡测海①哉！裒多益寡②，当称物而平其施焉。

寒中亦兼散表

夫寒中所以清火，何以亦能散表？盖阳亢阴衰者，即水亏火盛之谓也。不能助水，安能作汗，譬之干锅赤烈，润何自生？必加以一瓢，然后蒸郁沛然，气化四布，水生而汗亦犹是也。上言补阴补阳者，欲助其精气也。此言以水济火者，欲祛其热邪也。补中者扶气之不足，寒中者制火之有余，二者均能发表，其功若一。而宜轻宜重，其用不同，当因证而治之尔。

伤寒三表法

伤寒危病也。治伤寒，难事也。所以难者，在理之不明，而不得其要焉耳。所谓要者，则唯正气、邪气二者之辨而已。能知正气之虚实，邪气之浅深，则尽之矣。夫寒邪外感，无非由表以入里，由表而入者，亦必由表而出之。故伤寒之患，必须发汗而后解。但邪胜正者，其入必深，此元气之先弱也。正胜邪者，其入必浅，以元气之尚强也。是故三表之法，不可不辨。何谓三表？邪浅者逐之于藩篱，散在皮毛也。渐深者逐之于户牖③，散在筋骨也。深入者逐之于堂室，散在脏腑也。浅而实者，宜直散。直散者，直逐之无碍也。深而虚者，宜托散。托散者，但强其主，而客邪自退也。知斯三者，则可以表伤

---

① 以蠡（lí 梨）测海：用贝壳做的瓢来量海，比喻观察和了解很狭窄很片面。蠡，用葫芦做的瓢。语出《汉书·东方朔传》。

② 裒（póu 剖阳平）多益寡：削减有余以补不足，喻多接受别人的意见，弥补自己的不足。裒，聚集。

③ 户牖：门窗。

寒矣。

辟伤寒无补法论

按伤寒一证，惟元气虚者为重。虚而不补，奚以挽回？奈何今之医家咸谓伤寒无补法。此一言也，古无是说，而庸愚之辈奉为常经。遂至老幼相传，确然深信。其为害也，不可胜纪。彼果何所见而云然哉？考之于古，惟陶节斋有云：伤寒汗、吐、下后不宜遽用参芪大补，使邪气因补而热更盛。所谓治伤寒无补法也。此一说者，盖本于孙真人之言，云服承气汤得痢瘥慎不中补也。此其意谓因攻而愈者，本系实邪，故不宜妄用补药，转助其邪耳。初非谓虚证亦不当补也。此外则有最庸最拙，为万世之害者，莫如子建之《伤寒十劝》，近世谬传，作俑于此，遂有一等庸愚之辈，本来无术，偏能惑人，嚣嚣然以儒理自矜，叩其中则罔有焉。一遇时证，则必曰：寒邪未解，何可用补？倘若补住邪气，譬之关门赶贼。此一说也，又不知出自何典，俚妄可笑。又有一辈曰：据此脉证，诚甚虚已，本当用补，但其邪气未净，姑宜缓之，俟其清楚，方可用也。岂知元气不足，则邪且日深，何能清楚？元阳不支，则命悬呼吸，何可再迟？此不知生死之流也。又有一辈曰：据此虚证何可不补，速用人参七八分，但以青、陈之类盐制，用之自然无害。岂知有补之名，无补之实。些须儿戏，何补安危？此不知轻重之流也。又有出奇言补者，亦必俟病势垂危，乃大声而呼曰：速补！速补！岂知马到临崖，收缰已晚。补而无济，则又曰：伤寒用参者无不死。是宜立为炯戒[1]，示及子孙。然则伤寒无补之说益坚，

① 炯戒：亦作“炯诫”，明显的鉴戒或警戒。

而众人之惑益牢固而不可破。今夫伤寒之邪，莫不由表而入，而病有轻重深浅之不齐者，总由元气之有强弱耳。是故其气强者，邪入必轻，以保守之有余也。其气弱者，虽轻必重，以中脏之先溃也。治虚治实各有不同，补以补虚，非以补实，何云补住寒邪？补以补中，非以补外，何谓关门赶贼？即曰盗客登堂矣，苟气弱者且避之不暇，而尚敢关门乎。既能关门，主尚强也，盗知主强，逃且不及，不逃将成禽矣。谓之捉贼，又何不可？夫病情、人事，理则相通，未有正胜而邪不退者。故夫正进一分，则邪退一步，万事皆然。即如仲景之小柴胡汤，以人参、柴胡并用，东垣之补中益气汤，以人参、升麻并用，盖一以补中，一以散邪，补中有散，散中有补，岂即补住关门之谓耶？甚矣！片言之害杀人至多。末艺之庸，不堪过问。昔张会卿深恶李某十劝，发愿有人传述能辟十劝文一字者，胜礼弥陀经万卷。吁！何其心苦而词严哉！张子可以传矣。

伤寒三表法

伤寒危病也。治伤寒，难事也。所以难者，在理之不明，而不得其要焉耳。所谓要者，则唯正气、邪气二者之辨而已。能知正气之虚实，邪气之浅深，则尽之矣。夫寒邪外感，无非由表以入里，由表而入者，亦必由表而出之。故伤寒之患，必须发汗而后解。但邪胜正者，其入必深，此元气之先弱也。正胜邪者，其入必浅，以元气之尚强也。是故三表之法，不可不辨。何谓三表？邪浅者逐之于藩篱，散在皮毛也。渐深者逐之于户牖，散在筋骨也。深入者逐之于堂室，散在脏腑也。浅而实者，宜直散。直散者，直逐之无碍也。深而虚者，宜托散。托散者，但强其主，而客邪自退也。知斯三者，则可以表伤寒矣。

辟伤寒无补法论

按伤寒一证，惟元气虚者为重。虚而不补，奚以挽回？奈何今之医家咸谓伤寒无补法。此一言也，古无是说，而庸愚之辈奉为常经。遂至老幼相传，确然深信。其为害也，不可胜纪。彼果何所见而云然哉？考之于古，惟陶节斋有云：伤寒汗、吐、下后不宜遽用参芪大补，使邪气因补而热更盛。所谓治伤寒无补法也。此一说者，盖本于孙真人之言，云服承气汤得痢瘥，慎不中补也。此其意谓因攻而愈者，本系实邪，故不宜妄用补药，转助其邪耳。初非谓虚证亦不当补也。此外则有最庸最拙，为万世之害者，莫如子建之《伤寒十劝》，近世谬传，作俑于此，遂有一等庸愚之辈，本来无术，偏能惑人，嚣嚣然①以儒理自矜，叩其中则罔有焉。一遇时证，则必曰：寒邪未解，何可用补？倘若补住邪气，譬之关门赶贼。此一说也，又不知出自何典，俚妄②可笑。又有一辈曰：据此脉证，诚甚虚已，本当用补，但其邪气未净，姑宜缓之，俟其清楚，方可用也。岂知元气不足，则邪且日深，何能清楚？元阳不支，则命悬呼吸，何可再迟？此不知生死之流也。又有一辈曰：据此虚证何可不补，速用人参七八分，但以青、陈之类盐制，用之自然无害。岂知有补之名，无补之实。些须儿戏，何补安危？此不知轻重之流也。又有出奇言补者，亦必俟病势垂危，乃大声而呼曰：速补！速补！岂知马到临崖，收缰已晚。补而无济，则又曰：

---

① 嚣嚣然：多言貌。宋苏洵《六经论·书论》：“汤之伐桀也，嚣嚣然数其罪而以告人。”

② 俚妄：鄙俗荒诞。

伤寒用参者无不死。是宜立为炯戒，示及子孙。然则伤寒无补之说益坚，而众人之惑益牢固而不可破。今夫伤寒之邪，莫不由表而入，而病有轻重深浅之不齐者，总由元气之有强弱耳。是故其气强者，邪入必轻，以保守之有余也。其气弱者，虽轻必重，以中脏之先溃也。治虚治实各有不同，补以补虚，非以补实，何云补住寒邪？补以补中，非以补外，何谓关门赶贼？即曰：盗客登堂矣，苟气弱者且避之不暇，而尚敢关门乎。既能关门，主尚强也，盗知主强，逃且不及，不逃将成禽矣。谓之捉贼，又何不可？夫病情、人事，理则相通，未有正胜而邪不退者。故夫正进一分，则邪退一步，万事皆然。即如仲景之小柴胡汤，以人参、柴胡并用，东垣之补中益气汤，以人参、升麻并用，盖一以补中，一以散邪，补中有散，散中有补，岂即补住关门之谓耶？甚矣！片言之害杀人至多。末艺之庸，不堪过问。昔张会卿[①]深恶李某十劝，发愿有人传述能辟十劝文一字者，胜礼《弥陀经》万卷。吁！何其心苦而词严哉！张子可以传矣。

病宜速治

凡感于外邪者，当速为调理。若犹豫隐忍，使邪气逾深，必致延久。一人不愈，而亲属之切近者，日就其气，气从鼻透，必将传染。此病之微甚，亦在乎治之迟速耳。仲景曰：凡发汗，温服汤药。其方虽云日三服，若病剧不解，当促之，可半日中尽三服。此即速治之道也。其或药与病稍见不投，但有所觉，即宜改易。若其病势沉重，须日夜轮流伺之。一剂未退，复进

① 张会卿：明代医学家张介宾，字会卿，号景岳，别号通一子。

一剂。最难者不过连下三剂，便能汗解。其有汗不得出者，则凶候也。

温 暑

温病暑病之作，本由冬时寒毒内藏，至春发为温病，至夏发为暑病。以其寒毒所化，故总谓之伤寒。经①曰：发热不恶寒而渴者，温病也。暑病则更甚矣，盖暑病者，即热病也。是虽与寒证不同，然亦因时而名，非谓其病必皆热也。此外如夏月中暑者，亦谓之暑病。则又非寒毒蓄留之证，在仲景即名之为中暍②，当与暑证条并参。

温暑之治，宜从凉散，固其然已。然必表里俱有热证，方可治用清凉。若值四时寒邪客胜，感冒不正之气，表邪未解，虽外热如火，而内无热证可据者，不得徇温暑之名，执以为热而概用凉药。

凡冬有非时之暖，或君相客热之令，而病温者，名曰冬温。与冬月正伤寒大异，法当凉散，此舍时从证也。若夏有寒者，其宜温亦然。

《素问》有之曰：气盛身寒，病为伤寒；气虚身热，病为伤暑。又曰：脉盛身寒，病为伤寒；脉虚身热，病为伤暑。所谓伤寒、伤暑者，非即温病暑病之谓，盖单指夏月感触时气者，当辨其为寒为暑，而寒则宜温，暑则宜清也。身寒者，言受寒憎寒，身热者，言受热发热，非谓身冷者方是伤寒，身热者乃为伤暑也。察气当观形色，辨脉须切本元，合而观之，而见理

---

① 经：此指《伤寒论》。此条乃太阳温病之提纲。

② 中暍（zhòng yē 众耶）：即中暑。

精矣。

取 汗

取汗之法，当取于自然，不可急暴。但服以汤剂，盖令温暖，俾得津津微汗，稍令久之，则手足俱周，遍身通达，邪无不散矣。若一时逼之，至于如淋如濯，则急遽间卫气已达，而荣气未周，反多不到之处。且恐大伤元气，非善法也。尝见世有子病者，其父母爱惜之甚，欲其速愈，且当温燠之令，覆以重被，犹恐不足，而以身压其上。子因热极呼叫，其父母曰：犹未也，再出些方好。及许久放起，竟至亡阳而毙之。此但知病当出汗，而不知汗之杀人，强取之戒也。又有邪本不甚，或挟虚、年衰、感冒等证，医不能察，但知表证宜解而发散太过，或误散无效，而屡散不已，遂因而致死者有之。或邪气虽去，胃气大伤，不能饮食，而羸惫不振者有之。此过取之戒也。凡发汗太过，一时亡阳，或身寒而慄，或气脱昏沉等候，须速煎独参汤灌之。倘家贫不能猝办，亦必多方谋诸亲友，竭蹶以构三桠①，盖人命究重于钱命也。其甚者以四味回阳饮急为挽回，庶可望其保全，否则立致不救。

逐邪三法

凡感外邪而脉见微弱者，其汗最不易出，其邪最不易解，何也？正以元气不能托出，即发亦无汗。邪不能解，则愈发愈虚，而危亡立见矣。夫汗本乎血，由于荣也，荣本乎气，由于中也，未有中气虚而荣能盛者，未有营气虚而汗能达者。脉即

① 三桠：人参，以其三桠五叶故称。

营之外证，脉既微弱，元气可知。元气愈虚，邪必愈甚，所以阳证切忌阴脉，此之谓也。治此者必须速固根本，以杜邪入，专助中气，以防外来。元气渐充，则脉亦渐盛，自微弱而滑大，自无力而有神，务令阴证转为阳证，阴脉转为阳脉，方是汗解之佳兆。故凡治表邪之法，有宜发散者，有宜和解者，有宜调补营卫者，如果邪实而无汗，则宜发散之，有汗而热不除，则宜和解之，元气虚而热不能退，则宜力补根本，以待其自解、自汗为妙，此逐邪三昧，万全之道也。庸流但见其外，未见其内，不论证之阴阳，脉之虚实，动云寒凉可以退热，发散可以治表，而不知元阳一脱，将土崩瓦解而不可全矣，犹未之莫欤？

伤寒诸证

伤寒发狂至登高而歌，弃衣而走，见水而入，呼号骂詈，不辨亲疏者，去生远矣。仲景以竹叶石膏汤救之。盖阳明之火，其性最烈，一发而不可收，非用大剂白虎汤，何能遏燎原之势。而世人畏首畏尾，往往用之而特少其味，是犹杯水救车薪之焰也。故用石膏必多至盈两，放胆煎服，火势始能稍退，而狂亦可少止也。然石膏性猛，虽善退火，未免损伤胃气，须与参、术并用为要。且火盛者口必渴，口渴者必多饮，宜参用茯苓、车前二味，引火下行于膀胱，从小便而出，则水流而火自散矣。既能泻火又不伤气，一剂而狂定，二剂而渴减半，三剂而渴止火亦息，正不必再用四剂也。凡有火热而发狂，或汗如雨下，口渴舌燥，或如锯刺者，以此类投之，立效，断不至于有殃也。

伤寒发斑，死证也。然而斑有不同，有遍身发斑者，有止心窝内发斑者，遍身发斑，证似重而反轻。心窝发斑，证似轻而转重。盖遍身发斑，内热已尽发于外，心窝发斑，热存于心中而不能出，必须用化斑之药以解其热毒之在中也。然内无血以养心，则心中更热，火毒益炽而不能外越，治此者用当归、元参以滋心中之血，用黄连以凉心中之火，用半夏以清心中之痰，然后用升麻、柴胡以发之，甘草、茯苓以和之，则火自外出而不内蓄矣。火既外越，斑自潜消，又何忧于性命哉。

伤寒太阳结胸证，具烦躁者主死。言不可下，即下亦死也。盖结胸而兼烦躁，此胃气之将绝也。胃气将绝，津液安生？津液既枯，心何所养？虽然津液之竭，非五脏之自绝，亦因结胸之故耳。是必攻其中坚，使结胸证愈，而津液自生，可望重苏也。治此者宜多用天花粉为君，而以天门冬为佐，盖天花粉善陷胸，而无孟浪之惧。天门冬又善生津液，兼化积痰，此所以既结者能开，必死者可活，若概以大陷胸汤荡涤之于已汗已下之后，鲜不速其死矣。

伤寒有脏结一证，仲景载在太阳经中。其实脏结非太阳经病也，而仲景载之于太阳经中者，何故？盖正辨太阳经非脏结之一证，不可用攻，故载之以示别也。脏结之证，小腹内与脐两傍牵连作痛，以致前阴之筋亦痛，重则有筋青而死者，此以阴邪而结于阴地也。原无表证，切弗妄从表治，治此者用攻于补之内，而祛寒于补之中，庶几可望全活。然病根至实，元气预伤，即全活之余，亦防其为他证所毙，是故君子所慎，一曰疾。

伤寒阳明证中，有直视谵语喘满者死，而下利者亦死之文。此必直视谵语而又喘满下利一齐同见也，苟有一证未兼，尚不宜死，倘三证并见，明是死证矣。然而直视谵语者，多缘胃火太盛，自焚其心，心中火炽而不能制。喘满者，火炎而气欲上脱也。下利者，火降而气欲下脱也。此犹将脱未脱之危证，治之者宜用石膏以泻火，麦冬以平喘，白芍以止利，竹茹以清心。有力者用人参，无力者用西党，以滋助胃气，则亦未为绝望也。

伤寒坏证乃已汗、已吐、已下，而身仍热如火，此不解之候也，其时诸死证且纷然见已。夫已汗而不解者，以不当汗而汗之。已吐而不解者，以不当吐而吐之。已下而不解者，以不当下而下之也。于不当汗者而救其失汗，于不当吐者而救其失吐，于不当下者而救其失下，固是生之之法，然诸书中未有一定之则也。治此者宜用参、苓、归、术大补之剂，少加柴胡以和解之。妙在全不救失汗失吐失下，但益其元气而火自退矣。若鉴其失汗而重汗之，鉴其失吐而重吐之，鉴其失下而重下之，孱弱之躯，何堪朘削①哉？有死而已矣。

伤寒欲饮水者，因其内水消竭，欲借外水自濡也。若大渴思饮一升者，止可与一碗。常令不足，不可太过。苟恣饮过量，使水停心下，则为水结胸。留于胃则为噎为哕，溢于皮肤则为肿，蓄于下焦则为癃，渗于肠间则为利，此皆饮水太过之病也。又不可不与，又不可强与，故曰：若还不与非其治，强饮还教别病生。

饮水一证，内热极而阳毒甚者最为相宜。似乎止宜实邪，不宜于虚邪也。然而虚证亦有不同，如阳虚无火者，其不宜水无待言矣，其有阴虚火盛者，元气既弱，精血又枯，多见舌裂唇焦，大渴善冷，二便秘结，三焦如焚等证，使非藉天一之精，何以济然②眉之急，故宜先以冰水解其标，而后用甘温培其本，水药并进，无不可也。若夫内真寒外假热、阴盛格阳等证，察

① 朘（juān 娟）削：剥削。
② 然：通“燃”。

其元气，非甘温不足以挽回，观其喉舌，则辛热又不可以近口，是宜用甘温大补之剂，煎成津液，水浸极冷，而后饮之。此以假冷之味解上焦之假热，而真温之性助下焦之元阳，非用水而亦用水之道，诚妙之甚者也。惟是假热之证，证虽热而脉则虚，口虽渴而便不闭者，此而欲水，必不可与，万一与之，耗散元阳，为害不浅。

伤寒少阴证，恶寒，身踡而下利，手足逆冷，不治之病也。盖阴盛阳亡，腹中无非寒气，阳已将绝，而又下利不止，则阳随利而出，不死何待。虽然阳已将绝，终非已绝也，急用补阳之药，挽回于无何有之乡[①]。仍用白术、茯苓以分消水湿，而用干姜、甘草以调和腹中，使之阳炁[②]渐回，则寒不祛而自散。自然寒者不寒，踡者不踡，逆者不逆，而利者不利矣。寒踡逆利之尽去，又安得而不生乎。

伤寒少阴证，吐泻俱作，又加烦闷，手足四逆者，死证也。上吐下泻，且兼烦躁，则精神扰乱拂抑而无生气可知，况加手足四肢之逆冷，此脾胃之气将绝也。治此者宜用上党参二两许，天生术一两半，肉桂、丁香各二钱，灌之。夫党参救元阳之绝原有奇功，生术救脾胃之崩实有神效，丁香止呕，肉桂温中又能止泻，救中土之危亡，奠上下之变乱，转生机于俄顷，杜死祸于方来，舍此宁有他方哉！

伤寒少阴证，下利虽止，而头眩昏晕者，亦是死证。盖阳虽回而阴已绝，下多亡阴，竟至阴绝，阴绝而诸阳之上聚于头者纷然变动，所以眩运。阳亦将绝而未绝，夫阳犹未绝，补阳

---

① 无何有之乡：语出《庄子·逍遥游》，指空无所有的地方。多用以指空洞而虚幻的境界或梦境，这里指从死亡边缘拯救回来。

② 炁（qì 器）：通“气”。

则阳气生，阳生而阴之绝者可续，盖阴生于阳之中也。治宜阴阳两用，且人知肉桂系纯阳之品，而不知性走肝肾，仍是补阴之圣药，在用之者识见何如耳。

伤寒少阴六七日，息高者死。夫息高于六七日之间，明是少阴之证，而非太阳之证也。息高与气喘大殊，太阳之病乃气喘，气喘由于邪盛，少阴之病为息高，息高本于气虚。而气喘与息高究何以辨？气喘者鼻息粗大，息高者鼻息微小耳。盖元阳之真气欲绝未绝，呼吸于气海之间，上行而为气急之状，能上而不能下也。最危最急之证，治宜大补关元气海，复引火以下行，全不顾祛寒逐邪，但使气舒而息高者可平也。若误认为太阳气喘，而投以桂枝汤，则十病十死矣。

伤寒脉迟，自然是寒，若与黄芩汤以解热，则益加寒矣。寒甚宜不能食，今反能食，名曰除中。仲景所谓死证者，何也？夫能食是胃气有余，何以反为死证？不知胃寒而加以寒药，反致能食者，此乃胃气将绝，故假作能食之状以欺人也。第不过旦夕之间，非可久长之计。病名除中者，正以胃气将除，而不可留也。虽然病固死矣，而吾以为犹有生机，盖终以能食，胃气将除未除，可用药以留其胃气也。治宜健脾开胃，化食温中，裁制得宜，自然转败为功，而十病之中庶几可活五六矣。

伤寒六七日，手足厥冷，烦燥，灸[1]厥阴厥不还者，死。此仲景本文也。夫伤寒阴证，灸其厥阴之经，亦不得已之法，元不及汤药之神也。灸厥阴厥不还者死，此为贫寒之子而言，言其不能以参药救之耳。设以参附汤灌之，未有不生者。吾今另讨一方，不必用参而自能奏效。但用白术、附子、干姜三味，

① 灸：原作“炙”，据文义改。下“灸”字同。

多多煎服，一剂而苏。盖白术最利腰脐，病之初生，必由脐入，吾今补其腰脐，则肾宫已有生气，加以干姜、附子，无微不达，而邪安能留乎？白术之功，健脾开胃，中土安奠，则四肢边傍有不阳回顷刻者耶！

伤寒发热，下利，发厥，又加烦躁而不得卧者，死证也。身热未退，邪犹在中，今既发厥，则身虽热而邪当散矣，宜下利之，自止。今乃不止，而又加烦躁不得卧，此血干而心无以养，阳气将外散也。治之之法，亦惟有救其阳气而已矣。气复而血自生，血生而烦躁可定，是虽不必尽活，亦何至束手无策哉！

伤寒发热，而能发厥，便有可生之机，以发厥则邪将外出也。然厥可一二，不宜频频。盖以元气既虚，况身热而兼下利，病危之候，其堪此久厥乎哉。夫厥者，阴阳之气彼此不能相接，遂至下寒上热，郁结于中耳。故用药必须和其阴阳，而通达其上下。上下通达则汗止，而厥亦止。厥利交止，死可变生。若服后而厥仍不还，则更非药之可救，正不必再与之也。盖阴阳两绝，而尸居之余气，不复望其生全也已。

伤寒病热六七日，不下利，忽然变为下利者，已是危证，况又汗出不止乎，是亡阳也。有阴无阳，将何以救之哉。夫阳之外越，由于阴之内祛也。欲阴之安于中而不外祛，必先使阳之壮于内而不外出。仲景制以人参三两，北五味一钱煎汤救之，立愈。然而窭人[①]之子，何从委此籯金[②]？则以吾悯世之心一旦设身以处，其遂谓舍参而外，别无起死之方耶？是故白术所以

① 窭（jù巨）人：穷苦人。

② 籯（yíng迎）金：指财富。籯，箱笼一类的竹器，古人常用以存放贵重的财宝。

补中，黄芪所以补气二者不可偏废，以救其阳气之外越，阳回则汗自止。而又用当归、白芍以止其下利。人疑当归性滑，或非所宜。而不知水泻则忌用当归，今乃下利，非水泻也，正取当归之滑，白芍之酸两相和合，以成止利之功。然后加以北五味之收敛，非惟已汗，兼可涩利，有不内外咸宜者哉？此吾千金救贫之方。若夫富厚有余者，终当假手于人参，而即仲景本文，损之又损可也。

伤寒下利，手足厥冷，以致无脉，急灸其关元之脉者，此以寒甚而脉伏，非灸则脉不能出也。灸之而脉仍不出，反作微喘，此气逆而不得下，将奔于上而垂绝也。明是死证，而吾以为可生者，正以其无脉也。夫人必死而后无脉，今未死而先无，脉非无也，乃伏也，灸之不还，岂真无脉之可还耶，以灸之不得其法耳。脉不出而反作喘，乃其欲还而不能遽还也。治宜用大补，还脉汤一剂而脉骤出者死，若渐渐脉出可保无虞矣。

伤寒谵语，郑声。郑声为虚，虚者，神虚也，谵语为实，实者，邪实也。此虚实之有不同也。夫谵语、郑声皆由于神魂之昏乱，初何以分其虚实乎？盖谵语者，狂妄之语也，如伤寒阳明，实热上攻于心，心为热乘，则神魂失据而谵妄不休者，此实邪也。其声必高，其气必壮，其脉必强，其色必厉，凡夫登高狂走，呼号躁扰之类皆是也。此之为病，有燥粪在胃而然者，有瘀血在脏而然者，有火盛热极而然者，有腹胀便秘口疮咽烂而然者，治当凉散无疑也。至于郑声，乃不正之声，盖虚邪所致。如伤寒元神失守，为邪所乘，则神志昏沉而扰乱不正者，此虚邪也。其声必低，其气必短，其脉必无力，其色必萎悴，凡夫自言自语，喃喃不全，或见鬼怪，或惊恐不已，或问之不应，答之不知之类皆是也。此之为病，有因汗亡阳，因下亡阴而然者，有焦思抑郁，竭尽心气而然者，有劳力困伤，致损脾肾而然者，有终日消耗，暗残中气而然者。察其果虚，最忌妄行攻伐，必须辨其精气，按其阴阳，舍其外标，救其根本，然后可望其生。甚有自利身寒，或寻衣撮空，面壁啐啐[①]者，皆不可救。大抵谵、郑之证，最于虚损者为忌。若身有微热，脉见洪滑者，生若心多烦躁，脉见微弱细，急而逆冷者死。故夫虚损而临此证，即大危之兆，不可不加之意也。

伤寒阴厥阳厥。阳厥者，热厥也，热邪在内而手足外冷，乃阳极似阴也。阴厥者，寒厥也，真寒直入三阴而战慄不已，独阴无阳也。阴厥之证易明，但见其无阳证、阳脉而病寒者，治宜温中不待辨也。惟是阳厥一证，则变态不同。夫邪自三阳传来，即以传经言之，岂其尽无阴证乎？故凡病真阳不足者，即阳中之阴厥也。脉弱无神者，即阳中之阴厥也。攻伐清凉太过者，即阳中之阴厥也。而且四肢为诸阳之本，使无热结烦渴等证，而手足逆冷者，是皆阳气之不足。阳气不足，则虽邪自阳经传入，亦皆阳中之阴。夫阴中之阴宜温，而阳中之阴果宜凉乎？学者勿谓其先有发热头疼，但是三阳传来者便云阳厥，而以热治寒则庶几矣。

伤寒有脏厥一证最为危迫，盖内寒外热相结而成。胃气既亡，胸腹交冷，乃伤寒之至毒者，仲景曰：脏厥者，死，不可救也。

伤寒看目

夫治伤寒须观两目或赤或黄，赤为阳证，若兼六脉洪大有

---

① 啐啐：自言自语。

力，或躁而渴者，其热必甚。轻则三黄石膏汤，重则大承气之类主之。

目色清白而无昏眊[1]闪烁之意者，多非火证，不可妄用清凉。

眼眵多结者必因有火，有火之证，目必多液，液干而凝，所以为眵。即如肺热甚则鼻涕出，是亦目液之类也。

目睛上视者谓之戴眼，此属足太阳经之证。盖太阳为目之上纲，而与少阴相表里。少阴之肾气大亏，则太阳之阴虚血燥，故其筋脉迫急牵引而上。若直视不转者尤为凶候，速宜以培阴养血为主。今人不察，皆云为风，若从风治，则阴愈虚，血愈燥矣。其有不颠覆者，吾未之见也。

伤寒舌色辨

舌为心之官，本红而泽。凡伤寒三四日已后，舌上生胎，必自润而燥，自滑而涩，由白而黄，由黄而黑，甚至焦干，或生芒刺。是皆邪热内传，由浅入深之证也。故凡邪气在表，舌则无胎，及其传里，则津液干燥而舌胎生矣。若邪犹未深，其在半表半里之间，或邪气客于胸中者，其胎不黑不涩，止宜小柴胡之属以和之。若阳邪传里，胃中有热，则舌胎不滑而涩，宜用栀子豉汤之属以清之。如烦躁欲饮水至一升者，加减白虎汤主之。大都舌上胎黄而焦燥者，胃腑中有热邪也，或清之，或微下之。其有黑色而生芒刺者，则热更深矣，宜凉膈散、承气汤、大柴胡之类酌宜下之。若夫胎色虽黑滑而不燥者，便非实邪，亦非火证，非惟不可下，且不可清也。舌色之辨大概

① 昏眊（ěr 尔）：糊涂，迷乱。

如此。

按伤寒诸书，皆云心为君主，开窍于舌。舌主火，肾主水，黑为水色，而见于心部，是为鬼贼相刑，故知必死。是虽据理之谭[1]，然实有未必然者。夫五行相制，难免无克，岂因克而病俱为必死耶？第观其根本何若耳。如黑色连地而灰黯无神，此其本原已败，死无疑矣。若舌心焦黑而质地红活，未必皆为死证。邪实者清其胃火，火退而愈，何虑之有。其有元气大损而阴邪独见者，其色亦焦黑，真水涸竭者，其舌必干枯，此肾中水火俱亏，元非实热之证，治当从补，不宜妄用寒凉。再若青黑少神而滑润不涩者，是则水虚克火，阴寒证也。若误认为火，寒凉一投，则余烬顿熄矣。故凡见此者，务须详求脉证，以虚实为主，不可因其焦黑而执定清火也。伤寒固尔即诸证亦然。

薛立斋曰：余留都时，地官主事郑起东妹婿病患伤寒，舌色全黑。院内医士曾禧曰：当用附子理中汤，人咸惊骇而止。比及困甚治棺，曾与其邻复往视之，谓用前药尚有生意。其家既待以死，拼而从之，数剂辄愈。大抵舌黑之证，有火极似水者，即杜学士所云薪为黑炭之意也，宜用栀子豉汤以泻其阳。有水来克火者，即曾医士所疗者是也，宜附子理中汤以消阴翳。又须以老生姜切平擦其舌，舌色退者可治，坚不退者不可治。

前明弘治[2]中，金台[3]姜梦辉患伤寒，舌色亦黑，手足厥冷，呕逆不止，众医犹作火治，几至危殆。判院王质斋用附子

---

① 谭：通“谈”。

② 弘治：原作“洪治”，据文义改，明孝宗朱祐樘的年号（1488—1505）。

③ 金台：指北京。

理中汤而愈。夫医之为道，有是病当用是药，附子解寒，其效可数，奈何世皆以为必不可用之药，宁视人之溺，而不一为手援哉。病药相投，捷如应响，勿遽谓其百无一治而忽之也。予日望之。

伤寒传经辨

伤寒传变不可以日数为拘，亦不可以次序为拘。如《内经》所云一日太阳，二日阳明，三日少阳之类，盖言传经之大概，非谓凡病伤寒者必当如是也。夫寒邪中人，本无定体，观陶节斋曰：风寒之初入也无常，或入于阴，或入于阳，非但始太阳终厥阴也。或自太阳始，日传一经，六日至厥阴，邪气衰不复传者，有传至二三经而止者，有终始只在一经者，亦有越经而传者。有自少阳、阳明而入者，有初入太阳，不作郁热便入阴分，为真阴证者。故凡治伤寒之法不可拘执，但见太阳证便治太阳，但见少阴证便治少阴，但见少阳、阳明证便治少阳、阳明，此之谓絜矩之道[①]。

伤寒合病并病

伤寒又有合病、并病之证。曰合病者，两经或三经一齐皆病者为合病。曰并病者，一经先病，为尽再过一经者为并病。有太阳阳明并病，有太阳少阳并病，有少阳太阴并病，有三阳并病，惟三阴无并病。盖三阳若与三阴合，即为两感，所以三阴无合并例也。仲景有之曰：日数虽多，但见有表证而脉浮紧者，宜汗之。日数虽少，但见有里证而脉沉实者，宜下之。诚

① 絜矩之道：拘泥于固定的一般方法和道路。

为不易之论，故不可执定日数。谓一二日当发表，三四日当和解，五六日即当下，若或不知通变，误人者多矣。真知其表邪未解，则宜汗之；真知其胃邪已深，则宜下之；真知其阴寒邪胜，自当温之；真知其邪实正虚，客主不敌，必当补之。但能随机应变，原始要终而纤悉无遗者，方是国医高手。

仲景曰：伤寒一日，太阳受之。脉静者为不传，若欲吐且躁烦，脉数、急者，传也。伤寒六七日，无大热，其人躁烦者，阳去入阴也。伤寒三四日，少阳阳明证不见者，不传也。伤寒三日，三阳为尽，三阴当受邪，其人乃不呕而食者，三阴不传故也。晰解甚明，所当参究。

合病并病治略

并病与合病不同，合病者，一齐同病，并病者，一经先病，渐及他经而皆病也。前言未悉，兹更详举而论之。有太阳并少阳之病，有太阳并阳明之病，有太阳并太阴之病，有太阳并少阴之病，有太阳并厥阴之病。若阳明并于三阴者，必鼻干、不眠而兼三阴之证。少阳并于三阴者，必耳聋、呕苦而兼三阴之证。阴证虽见于里，而阳证尚留于表，故谓之并。凡患伤寒而始终热犹不退者，皆表邪之未解耳。但得正汗一透，则表里皆愈，岂非阴阳相并之病乎？今之伤寒率多并病，医者每每束手。欲治其表，则惧其里，欲治其阴，则惧其阳。坐待其死者，不可枚计已。若明此理，则凡并病在三阳者，当知三阳为阳中之表，治宜解发。如邪在太阳，则太阳乃三阳之表，治宜轻清。如邪在阳明，则阳明为三阳之里，治宜厚重。如邪在少阳，则少阳为三阳之枢，治宜和解。此表邪之大法。然其中或从温散，或从凉散，或从平散，或从补中而散，此又阴阳交错之道，有不可不参酌而合用者，则表病之治略也。至于邪入三阴，本为在里，如太阴为阴中之阳，治宜微温。少阴为阴中之枢，治宜半温。厥阴为阴中之阴，治宜大温。此里证之治略也。然病虽在阴，而有兼三阳之证者，必其邪热已甚，自然清火。若其表犹未解，仍当散邪。盖邪自外入，则外为病本，拔去其本，则里病无不愈者，所谓解表即能和中也。若外邪不深而里病为急，则当先救其里。盖表里之气相关而动，惟表不解，所以里病日增，惟里不除，所以表邪逾入，所谓解表兼以攻里也。但宜表宜里，或彼或此，之间自有缓急轻重，一定不移之道，非可以疑似出入者，是在灼知其病之薮①，而独揽其必胜之权耳。且表里之机莫不关于脏，脏气之出入，死生系之，故临证者必须察其虚实，而温凉表里不至倒施，则今日之病源亦大概可喻矣。

伤寒胸胁腹满

凡邪气自表传里，必先入胸膈，以次渐从胁肋而后入胃。邪气入胃，乃为入腑。故胸满者犹属表证，胁满则半表半里也。胸胁满者，以邪气初入于里，气郁不行，所以生满。尚未停聚为实，故当从和解，以小柴胡之属可愈矣。如果邪实于上，留滞不能解散者，乃可吐之。华元化曰：四日在胸，吐之则愈。此因邪气停聚，未及散漫者吐之也。在仲景则用栀子豉汤及瓜蒂散之属。栀豉汤可吐客热，瓜蒂散可吐实痰，二者并行不悖。其或一时仓猝，药有不敷，则以升麻防风饼灸胸腹，再用指蘸探喉之法，亦无不可。但不宜频吐，热邪一出，速当用加减理中汤以扶其元气。指蘸法详中风条。

---

① 薮（sǒu 叟）：聚集处，这里指疾病病位。

伤寒衄血

杂症衄血，责热在里。伤寒衄血，责热在表。热既在表，治宜发汗。头痛者桂枝汤主之，脉浮紧，不发汗因致衄者，麻黄汤主之。夫衄家最忌发汗，何以复用麻黄桂枝？盖衄由于阴，则阴虚火动也，故不宜再汗，以亡阴。衄由于阳，则表邪未解也，故当用桂麻以发散。若其邪气未甚，而用麻黄、桂枝似属太刚，可易以柴葛之类。

阳明病口燥，欲漱水不欲咽下者，此必衄。盖阳明之脉络于口鼻，今其欲漱不欲咽，以热在经而里无热，故当鼻衄也。

有失阴血者，非衄血之谓。凡厥阴无汗，而强发之必动其血，血无从出，则或从口鼻，或自目出，是为下厥上竭，最危之候，不复可治。

伤寒蓄血

蓄血者，热结在里，抟于血分，留瘀下焦而不行也。成无己曰：鼻血衄者，邪壅在经，逼迫于血，因而致衄也。蓄血者，下焦聚结而不散也。血菀[①]于上而吐血者，谓之薄厥。留瘀于下者，谓之蓄血。此乃太阳经留瘀在里，抟蓄下焦所致。经曰：太阳病六七日，表证仍在，脉浮而微，反不结胸，其人如狂者，以热在下焦，少腹当硬满，小便自利者，下血乃愈。盖小水由于气分，病在血而不在气，故小便利而自无恙也。下焦留瘀，血下则愈。其在仲景之法，则以抵当汤、抵当丸之类主之。会卿云：但以承气汤之类加红花、桃仁以逐之。其有兼虚者，以

① 菀：通“蕴”，郁结，积滞。

玉烛散之类下之，则蓄血尽去，而病无不除矣。

热入血室

论曰：阳明下血谵语者，此为热入血室，兼男女而言也。曰妇人中风七八日，续为寒热发作，有时经水适断者，此为热入血室，其血必结，宜小柴胡汤解之。曰妇人伤寒，经水适来，昼则了了，暮则谵谵者，能无犯胃及上二焦必自愈。按血室者，即冲任血海也，亦血分也。血分之病，有蓄血者，血因热结而留瘀不行也。有热入血室者，邪入血分而扰乱不调也。血蓄者行之则去，血乱者调之则安。所谓调之之法奈何？热者宜凉，陷者宜举，虚者宜滋，瘀者宜行，邪未散者宜解也。但此皆热在下焦，故曰无犯胃及上二焦必自愈。

劳力感寒

凡因辛苦劳倦而病者，头痛，发热，恶寒，骨腿酸疼，口微渴，无汗或自汗，脉浮而无力，亦多紧数，此皆劳力感寒之证，即东垣所云内伤证也。宜补中益气汤或补阴益气煎及五福饮最佳。

劳力感寒，人多指服役辛苦之徒，而不知凡为名利所牵，有不自揣而竭尽心力以致病者，所在多有。察其病势，形劳而神不劳者，劳之轻者也。若既劳其形，又劳其神，内外交攻，则形神俱困，斯其甚已。今人之病伤寒者，率多此类。轻则益气，治兼和中，重者速救本元，必须大补。加减柴胡芪术温脾开胃，养正祛邪，庶乎有济。若不切其病本而概施混治，极力攻邪，是犹操戈以攻盾也，岂不危哉！岂不危哉！

动　气

动气之证，即筑筑然动于脐傍及左乳之下名曰虚里者是也。《难经》以脐之上、下、左、右，分心、肾、肝、肺四脏，各列其证。在《伤寒论》所载极详，成无已云：动气者，脏气不治，正气内虚也。诸说如此，然皆未得其要，所以今之医家竟不识此为何证，而且疑黄帝已来，亦从未见此证也。不知气之动于脐傍者，皆由于下焦之阴分，凡病关格虚损者多有此证，而尤于瘦薄者易见之。其动之微者，则止在脐旁上下；其动之甚者，则连及虚里心胁，真若舂舂①连续浑身如振动者。此天一无根，故气不蓄藏而鼓动于下，诚真阴失守，元气大亏之候也。何以验之？但察于呼吸饥饱之间，可得其概。凡病此者，饥时则动，甚饱时则稍缓，呼出则动甚，吸入则稍缓，虚甚者动亦甚虚，微者动亦微。岂非虚实之明验乎？在病者虽常觉其振动，而痛痒无关，亦不知其何故。医生又多不以为意，竟不测其所以然，则动气之不明也久矣。动气之见于虚损者极多，而见于伤寒者正复不少。仲景不言伤寒动气之治，独于霍乱条云：脐上筑，肾气动也，宜理中丸去术加桂四两以治之。此其意在脾肾可知也。实则理阳必须理阴，其阴大亏，宜直救真阴，以培本根，使之气有所归，无不获效。

战　汗

战与慄异，战由乎外，慄从乎内也。凡伤寒欲解，将汗，若其正气内实，邪不能与之争，则但汗不战，所谓不战，因知

① 舂舂（chōng 冲）：象声词，形容心跳加快。

体不虚也。使其本体素虚，邪与正争，微者为震，因而战。战，正胜邪则战，而汗解矣。故夫邪正之争于外者，则为战。战，其愈者也。邪正之争于内者，则为慄。慄，其甚者也。论曰：阴中于邪必内慄。盖战则正气将复，慄则邪气肆强，故伤寒六七日之交，有但慄不战，竟成寒逆者，多不可救。此以正虚邪实，正不胜邪，而邪反能胜正，非用大补温热之剂必不足以御之矣。

头　汗

头汗之证有二，一为邪热上蒸，一为阳气内脱也。盖头乃诸阳之会，若遍身得汗者，谓之热越。身无汗则热不得越，而上蒸阳分，故但头汗出也。治热蒸者可清可散，甚则可下，以去其热而病自愈。至若气脱一证，多缘妄下伤阴，或攻削太过，或泄泻不止，以致阴竭于下而阳脱于上，故病伤寒至六七日者，小水不通，上为头汗，此乃阴阳两脱，鲜有不危者矣。

麻黄桂枝发汗止汗辨

按《伤寒论》曰：太阳病头痛，发热恶寒，体痛，呕吐，脉阴阳俱紧，无汗而喘者名为伤寒，麻黄汤主之。曰：太阳病头痛发热，汗出恶风，脉缓者名为中风，桂枝汤主之。此以无汗，脉紧者为伤寒，故用麻黄汤。有汗，脉缓者为中风，故用桂枝汤是已。又论曰：桂枝本为解肌，故凡太阳病脉浮紧，发热汗不出者不可与也。常须识此，勿令误焉。何以又曰：太阳病发热恶寒，脉浮紧者当以汗解，宜桂枝汤？阳明日晡发热，脉浮缓或浮弱者宜发汗，发汗宜桂枝汤。由前所言，则桂枝果能止汗者耶？由后所言，则桂枝不仍发汗者耶？何其无一定也？

吾尝取而论之，麻黄汤无芍药而用麻黄，桂枝汤无麻黄而用芍药，桂枝性散，芍药性敛，以桂枝从芍药，则芍药不寒，以芍药从桂枝，则桂枝不峻。然以芍药之懦，终不胜夫桂枝之勇，且芍药能滋调荣气，适足为桂枝取汗之助，故桂枝汤亦是散剂，特麻黄汤峻而桂枝汤缓耳。故凡寒邪深固者，恐服桂枝不足以解表，所以脉紧者宜麻黄不宜桂枝也。若脉缓者，其邪气尚浅，故宜桂枝不宜麻黄也。是则麻黄乃发表之第一，而桂枝汤则其次焉者。时人不知斯义，但闻汗不出者不可与桂枝，遂疑桂枝为止汗，谬之甚已。不知止汗乃芍药，不在桂枝也。但桂枝性温，善调卫气，如《内经》所云：阴气有余为多汗身寒，仲景云：久汗亡阳，助阳所以止汗也。助阳所以止汗，斯不得不用桂枝矣。总而论之，桂枝之治热者，发汗也，桂枝之助阳者，止汗也，二者并行不悖，要在因证而施焉尔。

呕逆

呕者有声无物，吐者吐出食物也。呕有寒有热，呕而烦闷发满者，邪热为呕也。呕而吞酸冷咽，涎沫汎汎①者，寒邪为呕也。大抵伤寒表邪将传入里，里气相逆则呕，是以半表半里之间多有是证。若邪全在表，无是证也。半表半里者和之散之，气逆者顺之，有痰者降之，热者清之，寒者温之。《千金》云：呕家多服生姜，自是圣药。然呕虽有阳明证，不可用攻，盖其邪气稍深，气逆于上，若再攻其下，下虚而邪更入，必至辗转成呃逆矣。呃逆一证最是危候，当详言之。

呃逆一证，古无是名。其在《内经》，本谓之哕，因其呃呃

① 汎汎（fàn 范）：通“泛”，水液泛浮貌。

连声。故今以呃逆名之，于义亦妥。《内经》之治哕者，如以草刺鼻，嚏及气息，迎人大惊之类，全是治呃之法，则哕为呃逆，无待辨已。自孙真人云遍寻方论无此名，遂以咳逆为哕，后世讹传，乃以咳逆、干呕、噫气之类互相混淆，由唐迄今矣。今人知呃逆之名，而不知其兼哕呕之义，当详论于下卷之首，为伤寒分一大条焉。

卷之三

论呃逆条

咳逆之名原出《内经》，盖以咳嗽气逆者为言。其非呃逆之哕，明甚矣。而后世乃悉以哕为咳逆，岂皆未之详察耶。观乎丹溪之言，在《纂要》则曰：孙真人误以哕为咳逆，是谓哕，非咳逆也。在《心法附录》则曰咳逆为病，古谓之哕，近谓之呃，是又以哕即咳逆也。在"呕吐门"则又曰：有声有物者谓之呕吐，有声无物者谓之哕。是又以干呕为哕也。前后不一，何其自谬若此。再如河间、海藏诸本有以哕为干呕者，有以咳逆为噫者，总属两歧。张会卿又云：哕固是咳逆，咳逆非呃逆。则二者且牵连而不可晓。夫呕即吐之类，但吐而无物者曰呕，呕而有物者曰吐，腹胀嗳气者曰噫，气逆从下而上者亦曰噫，此三者之辨，自有主名。于哕乎何与？今且析而论之。曰哕者，呃逆也，非咳逆也。咳逆者，咳嗽之甚者也，非呃逆也。干呕者无物之吐即呕也，非哕也。噫者，饱食之息嗳气者也，非咳逆也。而后异说之疑可尽释矣。

呃逆一证，有伤寒之呃，有杂证之呃，其在于古，则悉以虚寒为言。独丹溪引《内经》云：诸逆冲上皆属于火，病人见此，似为死证，然亦有实者，不可不知。大抵致呃之由，总缘气逆，气逆于下则直冲于上。无气则无呃，无阳亦无呃。不见夫雨中之雷，水中之浡[1]乎？夫阳为阴蔽，所以奋雷。而轰轰不已者，此火为雷之本，而火即气也，气为水覆，所以成浡。

---

[1] 浡（bó 勃）：涌出。

而汩汩不已者，此气为浡之本，而气即阳也。然病在气分，本匪一端，而呃之大要，亦惟三者：一曰寒呃，二曰热呃，三曰虚脱之呃。寒呃可温可散，寒去而气自舒也。热呃可降可清，火静而气自平也。惟虚脱之呃最是危候，犯此而或免者亦万幸已。

杂证之致呃者，虽由气逆，然其中有兼寒者，有兼热者，有因食滞而逆者，有因气滞而逆者，有中气虚而逆者，有阴气竭而逆者，但察其因而治其气，自无不愈。若轻易之呃，偶然之呃，气顺则已，原不必治。惟屡呃为甚，及呃之甚者，必其气有大逆，或脾肾元气大有亏损而然，故夫实呃不难于治，惟元气亏竭而成虚脱之呃，则最危之候也。

伤寒之呃，亦无非气逆之病。凡邪在表者，与里无涉，自不作呃，惟少阳证在半表半里之间，则寒热往来，而气为邪抑，所以呃呃不畅。治之者宜柴陈煎主之，有寒者加丁香，有火者加黄芩，或小柴胡汤亦可。

伤寒失下，邪入正阳明，内热之极，三焦干涸，阴道不行，而气冲作呃者，必须去火去闭，斯逆气可降而呃乃可愈。然必察其邪之微甚，如无坚实胀满等证，而但以干涸燥热者，宜用白虎汤或竹叶石膏汤或泻心汤凉解之。若果有燥粪入便，秘结、胀满、坚实俱全者，三承气汤主之。

伤寒表邪未解，而温补太过者，则其上焦气逆，必至作呃，惟安胃饮为最妙。若气逆无火者，宜橘皮汤，如表邪仍有未解者，宜柴陈煎。

伤寒误攻，或吐或下，或多用寒凉，以致脾胃肾气大虚大损而成呃者，速以温胃理中汤救之，庶几可活，迟则无济于事也。

伤寒结胸证，误用攻伐太过，则其中下二焦气陷，上焦依然不解，气虚不能复顾，冲于上而成呃，此乃阴阳两脱，宜重用理中汤或安胃饮参互救之。若救之犹嫌其缓，速用独参汤庶几可活，否则亦归无济。

伤寒下利久，攻伐太过，气陷于下而上成呃逆，数十声累累如贯，连呃不止者，用生姜捣汁一合，加蜜一匙温服。三服不止，用流黄、乳香各等分，无灰酒[①]煎，令病人凑鼻嗅之可解。一方用大黄一味，酒煎嗅，诸逆可用。

张子和《吐式篇》曰：凡病在上者，悉宜吐。自胸以上大满大实，痰如胶漆，微汤微剂皆儿戏耳。若非吐法，病安能除？尝见有病在于上者，医家用药尽其技而不灵，余以涌剂少少投之，辄获神效，以此知吐法之宜讲也。按此吐法，亦可治呕，以其气得伸而郁可散也。故凡气实而郁者，弗论呕、吐、噫、哕，于子和之法皆所当参。

论霍乱条

霍乱一证，上吐下泻，反覆不宁，挥霍撩乱，故曰霍乱。此寒邪伤脏之病也。盖有外受风寒，邪气入脏而然者，有不慎口腹，内伤食饮而然者，有伤饥失饱，饥时胃气已伤，或食饮不能化而然者。有水土节气，寒湿伤脾而然者。有旱潦暴雨，清浊相混，误中沙气阴毒而然者。总之，皆寒湿伤脾之病。邪在脾胃，不能容受，故上则为吐，而下则为泻。且其邪之易入者，彼脾气本弱，而既吐既泻，则脾胃不无更虚，故凡治霍乱

---

① 无灰酒：不放石灰的酒。古人在酒内加石灰以防酒酸，但能聚痰，所以药用须无灰酒。

者，宜以和胃健脾为主。健者，培补之谓，以其邪气虽去，而脾气受伤，故非培补不可。和者，调和之谓，以其胃气虽伤，而邪有未尽，故必察其邪正而酌用调和。若其寒少滞多，则但以温平之剂调之。如果滞由于寒，则非温热之剂不能调也。此治霍乱之大略，而诸书中有言为火者，谓霍乱之病多在夏秋之交，岂得谓之伤寒乎？吁！谬亦甚矣。夫夏秋之交，正多脏寒之证，盖以酷暑将杀，新凉初起，天人易令，寒之由也。或溽暑时行，生冷不节，疾病随时，寒之动也。人第以夏秋之外热易见，而脏腑之内寒难见，故但知用热远热，而不知用寒远寒，见之浅陋，大率如此。嗟乎！藤床竹枕，消受清凉，沉李浮瓜，殷勤嘉果，亦人情之常耳，乌知病之来即自此入哉？学者宜详察之，毋徒以火治可也。

夏秋新凉之交，或疾风甚雨，或乍寒乍暖之时，此乃阴阳相驳之际，善养生者最于此时宜慎。凡外而衣被，内而口腹，一切起居饮食，宜增则增，宜节则节，略为加意，则却病亦自不难。其或少不知调，而为寒气所侵，则霍乱、吐泻、绞肠、腹痛、斑沙、疟利之类，顷刻可至。或有晚间贪凉，大开窗牖，寒邪四入，中于夜半者最为难瘳，此其所忽者微而所害者大也。且膏粱[①]与藜藿[②]不同，弱植与强壮迥异，强者而恃其强，则变为结胸，弱者而忘其弱，则病为霍乱，养生者故于此兢兢焉尔。

霍乱初起，当阴阳俶扰[③]，邪正不分之时，惟宜姜盐淡汤，令其徐饮徐吐，或二陈汤探吐之，必至滞浊大出，胃气稍定，乃察其有无泄泻，有无胀满，有无呕恶，而辨其邪正虚实，然

---

① 膏粱：肥美的食物，借指富贵人。

② 藜藿：指粗劣的饭菜，借指贫苦人。

③ 俶扰：互相干扰，混乱。

后因证而调理之，自无不愈。但于吐泻扰乱之后，胃气未清，邪气未净，凡一切食饮之类，务宜稍迟，不可急与醯①汤，以致邪滞复聚，为害不小也，不可不慎，亦不可妄用凉药。

干霍乱证最为危候，上欲吐而不得出，下欲泻而不能行，胸腹闷乱胀急暴躁者，必其中有饮食停阻，外有寒邪闭塞，盖邪浅者易于行动，故即见吐泻，邪深者阴阳格拒，气道不行，故为此证。若非速治，必至暴亡，宜五苓散、胃苓饮及柴陈煎主之。

喘　促

气喘之病最为危候，治失其要，鲜不误人。欲辨之者，亦惟二证而已，一曰实喘，一曰虚喘，二证相反，不可混也。实喘者有邪，邪气实也，虚喘者无邪，元气虚也。实者气长而有余，虚者气短而不续。实者胸胀气粗，声高息涌，彭彭然若不能容，必呼出而后快也。虚者慌张气怯，声低息短，皇皇②焉，若气欲断，但得引长一息为快也。此其一为真喘，一为似喘。真喘者其责在肺，似喘者其责在肾，何也？盖肺乃气之主，而肾为气之根，肺主皮毛而居上焦，故邪气乘之，则上焦气壅而为喘。气之壅滞者，宜清宜破也。肾主精髓而在下焦，若真阴亏损，精不化气，则下不上交而成促。促者，断之渐也。气既短促，而再加消散，则斩然绝矣。且气盛有邪之脉，必滑数有力，气虚无邪之脉，必微弱无神，此脉候之有不同也。其有外见浮洪，或芤大至极，而稍按即无者，此正无根之脉也。或往

---

① 醯（xī 西）：醋。

② 皇皇：通“惶惶”，心不安貌。

来弦甚而极大极数，全无和缓者，此正胃气之败也。俱为大虚之候，但脉之微弱者，其真虚易见，而脉之浮空者，其假实难知。然而轻重之分，亦惟于此而可察矣。盖其微弱者犹顺而易医，浮空者最险而多变，若弦强之甚，即为真脏，真脏既见，不可为已。

反胃

反胃一证，本属火虚，盖食入于胃使。果胃暖脾强，则食无不化，何至复出。而诸家之论，有谓其为痰者，有谓其为热者，不知痰饮之留，正由胃虚，而完谷复出，岂犹有热。观王太仆曰：内格呕逆，食不能入，是有火也。病呕而吐，食入反出，是无火也。此一言者，诚尽之矣。然无火之由，则犹有上中下三焦之辨，又当察也。若寒在上焦，则多为恶心，或泛泛欲吐者，胃脘之阳虚也。若寒在中焦，食不能化，行至中脘，或俄顷或半日乃出者，胃中之阳虚也。若寒在下焦，或朝食暮吐，或暮食朝吐，此以食入幽门，丙火[1]不能传化，乃命门之阳虚也。治此者不察其病根，混行治脾而妄施峻利，欲祈速效，所以难也。

治反胃之法，当辨其新久及所致之因。或以纵饮无度，伤于酒湿；或以纵食生冷，败其真阴；或以七情忧郁，竭其中气，总之无非内伤之甚，致损胃气而然。故凡治此者，必宜以扶助正气，健脾养胃为主。但新病者胃气犹未尽坏，如果食饮未消，则当兼去其滞。如果正气未调，则当兼解其郁。若病稍久，或气体禀弱之辈，则当专用温补，不可标本杂进，妄行峻利开导、

① 丙火：指小肠之火。

消食化痰等剂，以更伤胃气也。

反胃证多有大便秘结者，此其上出，本因下之不通也。然下之不通，何莫非上之不化乎？盖脾胃气虚，然后治节不行，而无以生血，血涸于上，则秘结于下。临此证者，察其阴虚兼寒，则当以补阳为主，宜大加当归、肉苁蓉、姜韭汁之属。阴虚兼热则当以补阴为主，宜大加乳汁、人中白、苏合油、蜂蜜、豕膏、诸血之属。但此等证候取效最难，非加以旬月工夫，安心调养，不能愈也。其有便如羊矢，或年高病此者，尤为难治。

戴原礼曰：翻胃证，气虚者脉必数而无力，血虚者脉必缓而无力，气血俱虚者则口中多出沫。若沫大出者，必死。有热者脉数而有力，有痰者数滑而有力，二者可治。气虚者四物为主，血虚者四君子为主，热以解毒为主，痰以二陈为主。

噎膈

噎膈一证，必以忧愁思虑，积劳积郁，酒色过度，损伤而成。盖忧思过度则气结，气结则施化不行，酒色过度则阴伤，阴伤则精血枯涸。气不行故噎膈于上，血枯涸故秘结于下。且凡人之脏气，胃司受纳，脾主运化，而肾为水火之宅，化生之本。今既食饮停阻，而又大便秘结，岂非运化失职而血脉不通之为病乎？运行气血之权，其在上者非脾而何？其在下者非肾而何？况少年罕见此证，而惟年衰耗伤者多有之，则其为虚为实，概可知矣。治者舍根本而求捷径，吾未见其有成功也。

噎膈、反胃二证，丹溪谓其名虽不同，病出一体，似乎相类，而实则不同也。盖反胃者，食犹能入，入而反出，故曰反胃。噎膈者，食不能下，隔塞不通，故曰噎膈。食入反出者以阳虚不能化也，可补可温，其治犹易，食不得下者以气结不能行也，或开或助，治有两难，此其轻重之不同也。且凡反胃者多能食，噎膈者不能食，故噎膈之病，病在胸臆上焦。而反胃之病，病在中下二焦，此其见证之不同也。所以反胃之治，多宜益火之源以助化功，噎膈之治，多宜调养心脾以舒结气，此其证候既有不同，故诊治亦当分类也。

噎膈证多有便结不通者，《内经》云：三阳结谓之隔。张子和云：三阳者，小肠、大肠、膀胱也。结，热结也。小肠热结则血脉燥，大肠热结则不圊，膀胱热结则津液涸，三阳既结，则前后秘涩，下既不通，必反上行，所以噎食不下，纵下而复出，此阳火不降，推而上升也。是说训经[①]殊多不确。夫结之为义，《内经》并未言热，如本篇曰：阴阳结邪，多阴少阳，曰石水。又《举痛论》曰：思则气结。曷尝以结为热耶？且热则流通，寒则凝结，乃阴阳之定理。是故霜凝冰结，惟寒冽有之，而热则无也。此天道之显然可见者，人身阴阳之理不外是耳。况《内经》所云三阳结者，专指小肠膀胱，元[②]与大肠无涉。三阳者，太阳也，手太阳小肠也，足太阳膀胱也。小肠属丙火，膀胱属壬水，火不化则阳气不行而施导无职，水不化则阴气不行而清浊不分，此皆致结之由也，子和不察，遂以三阳之证概执为热，以致后世之墨守其说者，凡临此病悉从火治，岂有是理也哉！

人之病结者不一而足，气能结，血亦能结，阳能结，阴亦能结，非必全无热证也。但阴结阳结，证自不同。阳结者，热结也，火盛烁阴，所以干结，此惟表邪传里而阳明实热者乃有

---

① 训经：考证注释经典。
② 元：通“原”。

之。其证必烦躁而苦渴，其脉必洪大而滑实，最易辨也。若下虽秘结而上无热证，此阴结耳。阴结者，正以命门无火，气不化精，治节不行，所以凝结于上。此惟内伤元气，亏损真阴者乃有之，即噎膈之证也。夫噎膈之病，人皆知其为内伤矣。内伤至此，其脏气之虚寒可知，而犹执为热，悉从火治，则将使元阳尽失而后更求其生乎？此则予之所未解也。

治噎膈大法当以脾肾为主，盖脾司运化，而脾之大络布于胸膈，肾涵津髓，而肾之气化主乎二阴。故上焦之噎膈，其责在脾，而下焦之秘结，其责在肾。治脾者当从温养，治肾者当从滋补，舍此二法，他无捷径矣。然泰交之道，天居地下，故必三阳出土而后万物由之，可见脾土之母由下而升。经云：外病疗内，上病救下。辨病脏之虚实，通病脏之子母。斯言得之，不可忽也。

用温补以治噎膈，人或疑其壅滞，而且嫌其迂缓。不知中气之败，莫此为甚，倘非速救根本，则脾气何由而健，胃气何由而顺。若温补而噎塞转盛，则不得不苦为加减，然必须千方百计，务从元气中酌其所宜，庶可保全也。且用补之余，即不能立见功效，但使毫无窒碍，便是病药相投，宜多服以收全功，不宜急遽而求速效。若图目前之快而化滞开胃，妄用大黄、芒硝、三棱、莪术、瓜蒌、桃仁、滚痰丸之类，非惟不能见效，必至胃气日败，万无生理矣。用药者不可以不戒。

嘈杂

嘈杂一证，或作或止，其为病也，则腹中空空，常若无物，似饥非饥，似辣非辣，似痛非痛，而胸膈懊侬，莫可名状。或得食而暂止，或食已而复嘈，或兼恶心，而渐觉胃脘作痛。此证有火嘈，有痰嘈，有酸水浸心而嘈。大抵食已复饥，虽食不饱者，火嘈也，宜兼清火。痰多气滞，似饥非饥，不欲食者，痰嘈也，宜兼化痰。酸水浸心而嘈者，戚戚①膨膨②，食少无味，此以脾胃虚寒，水谷不化也，宜兼温胃健脾。又有误用消伐等药，以致脾胃伤损，血少嘈杂，中虚则烦杂不饥，脾弱则食不运化，此宜专养脾胃。总之，嘈杂一证多由脾气不和，或受伤脾虚而然，所以治此者不得不先顾脾气。但古人于此悉以痰火论治，吾恐专用寒凉，则脾胃虚寒不健者必以日甚，而渐至恶心、嗳气，反胃、噎膈之类将由此而起矣。

吞酸

吞酸之与吐酸，病有三种。凡喉间嗳噫，即有酸水如醋浸心，嘈杂不堪者，是名吞酸，即俗所谓作酸也，病在上脘最高之处，不时见酸而泛泛不宁者是也。其次则不在上脘，而在中焦胃脘之间，时多呕恶，所吐皆酸，即为吐酸，而汩汩③不行者是也。又其次则本无吞酸、吐酸等证，偶因呕吐所出，或酸或苦，及诸不堪之味，此皆肠胃中痰饮积聚所化气味，每有浊恶如此，此又在中脘之下者也。但其顺而下行，则人多不觉逆，而上出则碍口难堪耳。凡此三者，其在上、中二脘，则无非脾胃虚寒，不能运化所致，治此非温不可。其在下脘偶出，但当因证以治呕吐，呕吐止而酸苦无从见矣。若以实理言之，胃强者何暇及于酸苦，其有酸苦者，必停积不化而然。故宜随证审察，倘无热证、热脉，可据而执言痰中生湿。无分强弱，概用

① 戚戚：忧惧貌。
② 膨膨：气满鼓胀貌。
③ 汩汩（gǔ 鼓）：动荡不安。

寒凉，则未有不误者矣。

恶　心

恶心者，胃口泛泛，呕恶不宁之病。凡恶心欲吐，口必流涎，咽之不下，愈咽愈恶，而吐即随之。亦有不呕吐，而时见恶心者。总之皆胃口之病，非心病也。此病之因，有寒，有食，有痰饮，有秽气，有火邪，有阴湿伤胃，凡伤寒、疟痢诸邪之在胃口者皆有之，但察其虚实寒热，斯尽之矣。盖实邪恶心者，其来速，其去亦速。虚邪恶心者，必待胃气大复，其病方愈。且此证惟虚寒者十居八九，即有实邪呕恶，亦必其脾气不健，不能运化而然，故凡治恶心者，当知其实中有虚，勿得妄行攻击，而胃气断不可不顾焉。

嗳　气

嗳气者，即《内经》之所谓噫也。此实脾胃之气滞，逆于中焦而出于上焦，故经曰：上走心为噫也。丹溪云：嗳以胃中有痰有火。不知嗳气多由滞逆，滞逆多由气不行，气逆不行者多寒少热，可皆谓之火耶？故凡人之饮食太饱者则有是证，或饮食不易消化者亦有是证。食饱作嗳，此系实滞，宜行气化食。食不易化，饱闷作嗳者，此以脾胃不健，治宜温补。若痰火作嗳者，容亦有之，然停痰必由胃弱，胃弱必由无火，此当详辨证脉而酌治之也。

论疟疾条

疟疾之病，本由外感，故《内经》论治，无非曰风曰寒，而后世之论，泛滥不一。夫疟由于暑，人尽知之，不知夏令炎热，自是正气之宜，未必遽能召沴[1]，而人乃有畏热者，往往避暑就阴，贪凉过度，此因暑受寒，所以致疟。经云：夏暑汗不出者，秋成风疟。义可知也。第其病变，则有为寒证者，有为热证者，有宜散者，有宜敛者，有宜温宜清者，因证施治，庶得之矣。其有云伤暑而执以为火者，有云脾弱而执以为寒者，皆一偏之见，不足凭也。

凡疟发在夏至后秋分前者，病在阳分，其病浅。发在秋分后冬至前者，病在阴分，其病深。发在子后午前者，此阳分病也，易愈。发在子前午后者，此阴分病也，难愈。邪浅者日作，深者间日作，若三四日一发者，以受邪日久，阴气居于阴分，其病尤深。

凡疟自阴而渐阳，自迟而渐早者，由重而轻也。自阳而渐阴，自蚤[2]而渐迟者，由轻而重也。感邪愈深者，其发愈迟而多致隔日，必使渐早渐近方为佳兆，故凡治此者，春夏为易，秋冬为难。

治　疟

治疟当分标本。古人云：有标则治标，无标则治本。此最为治疟之肯綮[3]。何以言之？盖标以邪气言，本以正气言也。夫邪正相争，所以作战。凡疟之初起，本由邪盛，此当治邪无疑也。若表邪已过，或犹迁延不愈，则于邪正之界，有不得不辨者矣。盖邪盛者，证必猖炽，脉必浮紧，或汗出不透，或头痛未除，凡属形证有余者，则虽日就迁延，亦必其表邪之未清

---

① 召沴（lì力）：招致病邪。

② 蚤：通“早”。

③ 肯綮（qìng庆）：筋骨结合的地方，比喻要害。

耳。但觉有微邪，犹宜兼标为治。若汗出已多，表邪已解，别无实证实脉可据，而仍然不愈，此其正气大虚，故余邪有未能却，而真阴有未能静，则当专治其本，但使正气一复，则病无不愈。苟或不明标本，勿论有邪无邪，而但知攻疟、厌疟、截疟，纷纭妄进，斯害也已。吾为此说，虽止论疟，而诸病皆同，心得者自能领之。

厌疟

厌疟之说，今世俗相传多用之。但其有效，有不效，人每疑之，而其所以然者，自有的确之妙，则从来人所罕言也。盖疟以邪正相争，其邪之浅者，乃少阳胆经病，唯其邪本不甚，则邪正互相胜负，当此时也，亦犹楚汉相持之势，但有一助之者为楚则楚胜，为汉则汉胜，故勿论诸物，皆可引助，只令由之，勿令知之。其人恃有所助，则胆气略旺，而邪自退矣，此即《内经》移精变气之意也，然必势均力敌者方可一助而胜之，正胜则愈也。若彼强我弱，势不能制者，则虽厌无益，亦犹六国之攻秦，开关而不敢入耳。是故邪轻日作者可厌，邪深间作者不可厌，此是理势之当然，不待拟议而后明焉。

截疟

截疟之法，方固不少，而亦无必效之方。若以实理言之，则固无藉乎截也。盖有邪者去邪则愈，若散邪已透，解表已过，则但收拾元气，而气复自愈。惟能于邪正之间，得其攻补之宜，则无不见效，此不截而截之最善者也。至如截疟诸方，虽不可执，亦不可废。第有效于此，而不效于彼者，亦以人之气血、阴阳各有不同故耳。故凡用截药者，仍当察人之强弱，酌而用之，庶乎有效。然亦唯轻者可截，而重者不可截。李丹溪[①]云：世有砒丹截疟等药，大毒不可轻用。杨仁斋曰：或其人素虚者，慎勿用常山等剂。此二说者，诚戒之甚已。若夫辟鬼、悬符、颂诗、画蟹，此特一时之戏尔，岂有是乎！

温疟

温疟一证，在《内经》云：温疟者，得之冬中于风寒，至春夏阳气大发而为病者，即正伤寒之属也。故仲景《伤寒论》有温疟一证，与夏伤暑而秋为疟大相悬绝，当于伤寒门酌治之。

瘅疟

瘅疟一证，在《内经》曰：肺素有热气盛于身，发则阳气盛，阳气盛而不衰，故致消烁脱肉者，名曰瘅疟。此以阳脏而病阳证也，自与诸疟不同，而治之之法要无所异。如热邪内蓄，表盛不解者，则当散以苦凉。如热因邪致，表虽解而火犹盛者，则当清以苦寒。此皆治其有余也。若火邪虽盛，而气血已衰，真阴日耗者，急宜壮火固元，但知泻火则阴日以亡，必至不救。

瘅疟

瘅疟一证，在《内经》曰：肺素有热气盛于身，发则阳气盛，阳气盛而不衰，故致消烁脱肉者，名曰瘅疟。此以阳脏而病阳证也，自与诸疟不同，而治之之法要无所异。如热邪内蓄，表盛不解者，则当散以苦凉。如热因邪致，表虽解而火犹盛者，则当清以苦寒。此皆治其有余也。若火邪虽盛，而气血已衰，

① 李丹溪：当为“朱丹溪”之误。

真阴日耗者，急宜壮火固元，但知泻火则阴日以亡，必至不救。

瘴疟

瘴疟一证，惟岭南烟瘴之地多有之。盖南方岚湿不常，人受其邪而致病者名曰瘴疟。然瘴出地气，疟由天气，但使内知调摄而外不受邪，则虽居瘴乡，何病之有。可见瘴以地言而疟则风寒外感之病，非必因瘴而始成疟也。但其甚者则或困沉喑哑，似与常疟稍异耳。要之，治法不外乎寒热虚实及有邪无邪，并前所论诸疟治法尽之矣。他如大梁李待诏瘴疟诸论，既明且确，当校入瘴气条中互参。

刘宗厚曰：或问，俗以疟为脾寒，何也？曰，是亦有说。盖阳亢暑盛，人以伏阴在内，脾困体倦，腠理开发，或纳凉于树阴水阁，及泉水澡浴而微寒舍于肌肉之间。夏时毛骨洞明，未即病作，至秋收敛之际，表邪不能外越则往来寒热，战争不已，病势如凌虐之状，故名为疟。发则恐惧战栗，有似与脾寒耳，实则非脾病也，古方论治皆兼内伤取效，脾胃和而精神复，则表邪自退，原不斤斤于温脾也。

陈无择三因论曰：夫疟备三因，外而感四气，内而伤七情，饮食劳逸之间皆能致之，经所谓，夏病暑，秋痎疟者，特据其大概言之尔，今且备列于下。

外因证：伤于寒者曰寒疟，中于冬令之气，而发于春夏者曰温疟，阳盛阴亡，肌肉脱落者曰瘅疟。又有湿疟者，寒热身重，骨节烦疼胀满，自汗，善呕，此因汗出复浴，湿舍皮肤，及冒雨湿也。又有牝疟者，寒多不热，但惨戚阴慄，病以时作，此因多感阴湿，阳不能制阴也。五种疟疾，多以外感风寒，暑湿与卫气相并而成。除瘅疟独热，温疟先热，牝疟无热外，其余诸证皆先寒后热。

内因证：以怒伤肝，肝气郁结所致，曰肝疟。以喜伤心，心气散漫所致，曰心疟。以思伤脾，脾气涎结所致，曰脾疟。以忧伤肺，肺气痰壅所致，曰肺疟。以失志伤肾，肾精亏败所致，曰肾疟。五种疟疾所致之因，并同《素问》。

不内外因证：有疫疟者，一岁之中，长幼相似也。有鬼疟者，梦寐不祥，时多恐怖也。有胃疟者，饮食饥饱所致，世谓之食疟也。有劳疟者，经年不瘥，前后复发，微劳不任也。又有数年不瘥，隔三四日一发者，谚谓之四日两头。古无是名，名曰老疟，亦曰母疟。又有脱脚疟者，古亦无是名，当按入脚气门中。以上三条，皆辑取陈氏三因之说，近人奉为秘籥①，全然不知其谬，吾故备录如右，又因而驳之。

疟疾一证，《内经》义已详尽，无可加矣。自后世论辨烦多，转滋疑窦②，试即陈氏三因之说以见其概。如云湿疟者，因汗出复浴，湿舍皮肤。夫浴以热汤，避彼风处，则断不致疟。惟冷水相加，疟斯至矣。果尔，则仍是寒疾，即《内经》所谓夏遇凄怆之水寒是也。然此犹近似，但当辨明寒热耳。至若牝疟无热，则《内经》从无此说，惟《金匮要略》曰：疟多寒者，名为牝疟，然亦未尝言无热也。果其无热而惨戚不止，乃真寒阳虚证，何止谓之疟耶？再如内因五脏之疟，在《内经·刺疟论》所列六经五脏之证，不过以病入何经，邪传何脏为辨，原未云五脏内伤便成疟疾，而此云所致之因并同《素问》，则《素问》并无其说，且既云七情所致，则其轻重大有不同，又岂

---

① 秘籥（yuè 月）：即秘钥，比喻奥秘之处。籥：古通“钥”。

② 转滋疑窦：反而产生了令人疑惑之处。

皆痰饮郁结而已耶？再如所云鬼疟梦寐等语，此或以疟邪伤神，遂致狂言似鬼者有之，岂鬼祟果能为疟耶？所云疫疟者，此明是外感不正之气所染，乃云无外因耶？胃疟既云饮食所致，则明是内伤，且凡人有先病疟而后滞食者，未有无外邪而遽能成食疟也，乃云无内外因耶？夫病情必有标本，标本误认，治岂无差？窃观陈氏之言，既以三因立论，遂不得不枝梧[1]影响，而蔚然似有可观。不知无本之谈，徒足乱人心，曲奉为秘篇，多至临证狐疑，莫知所从，不胜其害。诸如此类，可悲也夫。

论瘟疫条

经曰：冬伤于寒，春必病温。是温病即伤寒也。然伤寒有四时之不同，如冬感寒邪而即病者为真伤寒。其有寒毒内侵而不至遽病者，必待春温气盛，真阴外越，再触寒邪，其病则发。故至春犯寒则发为温病，至夏犯寒则发为热病。亦犹伤气者遇气则作，伤食者遇食则发，其义一也。然伤寒瘟疫，多起于冬不藏精，及辛苦饥饿之人。盖冬不藏精，则邪气乘虚易入，而饥饿劳倦者受伤尤甚，所以大荒之后继以大疫，正为此也。且此辈疫气既盛，必将传染，又必于气体虚浊者先受其殃，以次而传，盖有不待伏寒而后病者矣，此冬寒主气之为疠也。至于客气变迁，岁时皆有。如冬行春令，则应冷反温，夏行冬令，则应热反冷，非其时而有其气，强者无恙，弱者受伤。推之春秋，何莫不然。故或为温，或为热，或为疵疠，皆瘟疫之类，而即伤寒之随时气而染者也。时气不正之害，其当慎避也有如此。

---

① 枝梧：即“支吾”，说话含混躲闪。

伤寒、瘟疫，莫非外邪所致。但感时气而动，无老幼率相似者，谓之瘟疫。其为病也，惟中实者能拒之，即有所感而邪不胜正，虽病无害。最可畏者，中虚之人，正不胜邪，邪必乘虚深入，害莫大焉。故曰：伤寒偏打下虚人。且今人虚弱者多，强实者少，设遇挟虚瘟疫，而不速救根本，则百无一生。伤寒书云：阳证得阴脉者死，正以阴脉即虚证也。此欲辨之，惟脉为主，而参以形证，自无失矣。盖凡伤寒外热等证，而脉见微弱浮空，举按无力者，便是虚证。最不易解，最不宜攻，虽欲发汗，汗亦难出，即有微汗，亦不过逼出肤腠之汗，而必非荣卫通达之所化。若不察其虚实，而逼之不已，中气竭而危亡立至矣。但治虚之法，须察其虚之微甚，半虚者用补为主，而兼散其邪。大虚者即全然不可治邪，而单顾其本，顾本则专以保命，命不至死则元气必渐复，或七日，或十四日，甚者二十日之后，元气一胜，邪自不攻而溃，大汗至而解矣。欲伺其汗，亦察其脉，但使弱者得强，小者得大，弦者得滑，紧者得缓，则大汗将通，按指可待。但用补之法，又当察其胸膈何如。胸膈多滞者未可补，年少气实者未可补。若气本不实，而胸膈无滞，即放胆用之。又若内无热邪，而素性宜温，其有气滞不行者，则必兼暖胃而后可。盖补得暖而愈行，暖得补而更速。切不可杂用寒凉消耗，以分温补之功。其或初感寒邪，遽见脉证真虚，汗不易解，则地、黄、姜、附之剂，开手便宜速用，愈早愈妙。元气固而表邪退，一有羁迟，则邪寇深入，力不能制，必至败亡，此治虚寒用补之大要也。昧者多泥伤寒忌补之说，横据于胸，不知补者所以补中，是即里托之义，亦以寒邪如盗，其来在外，元气如民，其守在中，足民正所以强中，强中正所以御外，安有魑魅魍魉而得容于光天化日之中哉？转败为功，全在此着，何云补住邪气耶？庸妄误人，莫此为甚。吾再谆谆于此，用缀伤寒条所未备，渐行渐熟，其妙自领，而芸芸之众，庶不受庸医之罗织，而枕藉相望于途已。

或有为之说者曰：瘟疫，感春温而发，此乃郁热在内而越于外，初非寒伤于表也，故但以辛平之剂直散之，与正伤寒用麻黄者不同。此说似若有理，而实有未必然者。夫使果无内寒，何必待汗而始解？若其内无郁热，何以争战而不休？故谓先中寒邪，再触则发，诚理势之确然者。若夫治法，则时有寒热，证有阴阳，又不可执一而论。如病阳证阳脉，则虽阴冬，亦可凉解。如病阴证阴脉，则虽春夏，亦当温散。是故因时因证，谓其有热则可，谓非伤寒于表也则不可。

瘟疫表证初感汗，宜速取，不可迟也。仲景《伤寒论》云：凡发汗服汤药，其方虽言日三服，病剧不解，当半日中尽三服。其有汗不得出者，顷刻连服三剂，当愈。服后汗仍不出，是死证也。此所谓汗不宜迟也。然取汗之法，又当察其元气、病气之虚实。若忽尔暴病，表证已具，而元气未亏者，但以辛平之剂直散之可也。如兼杂证，则当察其寒热温凉，酌宜以治，不可单加发散也。如果身虽大热，表证全具，而脉见虚弱，汗不得出，即宜用补虚之法，若不知标本而强行逼汗，营竭则亡。

伤寒用补之法与攻散者不同，盖攻散以去实邪，其力峻，其效速，用柴胡、麻黄之类，效在三四剂之间，用大黄、芒硝之类，效在一二剂之间。此而不效，则其用之不善，不可再也。至若补者，所以补虚，其力柔，其功缓，虽于一二剂见效者亦多有之，若积劳积损，气血虚甚者，欲复其元，诚非易易。但察其服补无碍，且脉证间略见投机，便是用补之力。故轻者三五剂，重者十余剂，方能奏功，而汗出邪退，以致愈也。倘不明此理，但见一二剂未能速效，即改弦易辙，是素非丹，吾恐杂药妄行，而前功尽弃者不少矣。

治伤寒瘟疫宜清利者，亦非一端。盖火实者宜清，气实者宜行，食滞者宜消，痰盛者宜化，皆清利之谓也。但止宜于实邪等证，而虚寒则非所宜。伤寒条既备言之矣，当并参。

冷水禀天一之性，甘而不苦，故大能清热解烦，滋阴壮水，凡火盛水涸，大渴便结，荣卫热闭，气血不调者最宜用之。虽虚证亦有当用者，如喉口热极，唇舌干焦，大便秘结不通，而大渴喜冷者，此阴虚水亏证也，藉以滋阴养水，厥功最大。惟是大便不结，及微渴微热，劳倦阳虚者则不宜用。若妄用之，必至寒颤而败。

瘟疫虽由时气所触，无不从食滞未消而得之。故证有宜于吐者，食结胸膈者宜吐，或寒邪浊气内陷膈间，而为痞为痛者宜吐，盖吐中自有发散之理。若中气亏损，则大非所宜。用吐药方，中病即已，不必尽剂。

瘟疫之宜于下者，必其阳明邪入于腑，而便结腹痛者方可下。或元气素强，胃气素实者亦可下。其或数日大便不出，而腹不肿痛，及便中不觉其壅闭，与夫数日不食而胸腹坦然，软而不痛者，此其阳明胃府本无实邪，切不可妄下妄攻，以泄其中气。中气之泄，下为最甚，不可忽也。近见医家有妄下而亦不致死者，此特元气之素强，而胃气之本实者耳。

瘟疫本即伤寒，然亦有稍异，以其多发于春夏，且时气遍行，少长相似，必待日数满然后得汗而解，是谓瘟疫之病。古法云：瘟疫三阳者多，三阴者少。然亦不可拘执，但见阴脉阴证，即三阴病也，宜辨。

徐东皋曰：瘟疫六七日不解，以致热入血室，发黄，身如烟薰，目如金色，口燥而便结，此等形证，非汤药所能猝救，宜以针刺血海穴，令出恶水，仍用通圣散兼消兼下，得汗如黄水，粪如黑膏，而即愈。按此一法，盖即北地之所谓打寒也。其法用手将上膊使血聚于臂，以帛缠住，随用箸夹磁锋击刺膊间之大络，令出恶血，兼邪毒外散，亦最捷之法，贫者用之极便。其取效在顷刻之间，然非东皋所谓血海穴也。

有大头瘟者，以时行邪毒客于三阳之经，所以发热憎寒，头目、颈项及咽喉俱肿，甚至腮颧红赤，肩背斑肿，状如虾蟆，故又名虾蟆瘟。烟瘴之地多有之，而南方亦复不少。但烟瘴则受于地气，而南方则染于时气，其中不无稍异耳。大都此证多属火热，然亦有表里虚实之辨。病在头目，内火不甚者，宜正柴胡饮或消毒散。头目俱肿，内外兼热者，宜柴胡大黄加减散。若内火不甚，而中气却虚，脉短神疲，战战恐惧，当用归芎兼以柴升，酌宜以治，庶不至有剥肤之害。要之，病不速救，使淹忽[①]至此，虽百其身，不一二活矣。危哉证也！

徐东皋曰：大头虾蟆之候，因风热湿邪在于高颠之上，宜先用败毒散加羌活、柴胡、酒浸大黄，随证加减。不可妄用降药，即有硝黄之剂，亦须细细呷之。故凡治大头瘟者，多因攻之太峻，邪气之在上者自如，而无过之中气反受其害。且头乃空虚之处，虚则无所不至，所以治当先缓而后急。缓治以清热消毒，虚者兼益元气，胃虚食少者兼助胃气，内实热极，大便秘结者以酒浸大黄下之，乃宣热而泄其毒也。若先从鼻肿，次肿于目，次肿于耳，渐至头上，络脑后，结块则止。而不散必出脓，而后愈。至其甚者，则类于头疽，名颇不雅。

---

① 淹忽：死亡。

凡伤寒饮食有宜忌者，有不宜忌者。宜忌人所确遵，而不宜忌之说或未之前闻，吾且悉之。盖病伤寒而食仍不断，以邪尚在表，入未深也。迨其稍深而在半表半里之间，则食渐减矣。再入胸膈胃脘，则全不食矣。邪既在胃，胃口不饥，所以伤寒不食者或十日，或二十日皆无足虑，亦以胃口不馁，则气不败也。但不欲食者不可强食，或新愈之后，胃气初醒，不可纵食，食滞则邪复矣。此所宜忌，至于不宜忌者，则如劳倦内伤之人，偶感风寒，亦能发热，此多以劳伤中气，元非真正伤寒外邪内陷之病，所以外虽佯热，而中仍饥馁，甚有嗷嗷待哺之意。斯时也，正须借食为药，徐徐点补，诱掖[①]其中。奈何庸昧之徒，辄云饿不死伤寒，无论虚寒，一概禁食。常见有求食者辗转反侧，索之不得，而又加以寒凉克伐之剂，损之又损，虚者更虚，内外交攻，苦难自诉。一旦胃气中脱，则虽与之食，亦不能食矣。虽欲救之，嗟何能及。故凡伤寒饥甚而索食者，切不可禁，但不可纵耳。

凡瘟疫新瘥，脾胃未调，谷气未复，若妄动劳力，并食豕、羊、鸡、犬、鱼脍、炙煿、肥腻、生果、面食，硬涩难消之物停积胃脘，膈闷腹胀，便秘，或大吐大下，重复发热，病作殆不可救已。

避疫法

瘟疫乃天地之邪气，若人身正气内固，邪不可干，自不相染。故避之之法，首在节欲节劳。或于房室疲倦之余，尤不宜近，仍勿忍饥以受其气，此内守之要道也。至于却邪之法，则

① 诱掖：引导，扶植。

如《刺法论》曰：天牝从来复得其往，气出于脑，即不干邪。盖天牝者，鼻也。鼻受天地之气，故曰天牝气自虚空而来，仍自虚空而去，不能无触，却能不留，所谓天牝从来复得其往也，正以气通于鼻，鼻通于脑，邪入脑中，则流布诸经，令人相染矣。气出于脑谓嚏之，或张鼻以泄之，或受气于室，即泄气于外，而大吸精气以喷之，则气不能留，而毒自外出，此却邪于外之法也。又如思心为日等法，盖将我心放定，如大日之悬中照妖，立遁光景，时设此想以助胆气，胆属少阳，为中正之官。少阳气壮，则脏气赖以俱强，而邪自不敢犯，此强中御外之法也。凡探亲诊疾，事有不得已者，但知此诸法，则虽最秽之地，亦可保其无虞已。一方治天行时气，室舍怪异，用降真香烧焚，大辟邪秽，小儿佩之，祓除①不祥，最验。一方以闽省香茶饼不时噙口中，大辟伤寒、瘴气、秽恶。至于阿魏，虽能辟臭，实能聚臭，故于众臭之所才觉闻香，断不宜入手。

又男子病邪气出于口，妇人病邪气出于前阴，其相对坐立之间，亦宜识其向背，或用雄黄末涂鼻孔中，行动从容，辨位而入，则邪无所染矣。此又医人之所不可不知也。

论瘴气条

瘴气唯东南之域乃有之。盖岭南地气卑湿，雾多风少，且以冬时常暖，则阴中之阳气不固，夏时反凉，则阳中之阴邪易伤。或朝暖而暮寒，或近冷而远热，故人有不知保重，而纵欲多劳者极易犯之，以致发热头痛，呕吐腹胀等证纷然而来。重者即伤寒，轻者即疟疾，要在岭南病此，则均谓之瘴耳。阳气

① 祓（fú服）除：清除，消除。

外浮之乡，必内多真寒，而外作假热。阴气不固之人虽外见邪实，而内必中虚，此则瘴疫之大凡也。

凡劳役、饥饿之人，皆内伤不足者也。所谓邪气犯虚不犯实，同一理也。观《卫生方》① 云：北人寓广之地，或往来广之途者，俱有阴阳相搏之患。第居者十病二三，途者十病八九，正以居者安静，途者劳苦耳。《活人三昧论·瘴疟条》② 云：饮食有节，起居有常，则邪气不能为害。彼道路崎岖，人烟稀阔，水浆不洁，酒炙多腥，饮食起居未免乖度，况有阴阳之相搏乎？故曰瘴气必染劳役、饥饿之人者，此也。又凡居岭南者，亦必慎居处，节嗜好，清心寡欲，虽有岚③邪，弗能害也。惟内境不出，斯外境不入，此理之自然。其有感而即病者，皆不知所慎耳。

岭表④之俗，食槟榔甚者日至十余枚。盖瘴疟之作，率由饮食过度，气滞痰结，而槟榔最能下食，消气，化痰，故人多狃⑤于近利，而闇⑥于远害。此颇类北人之食酪酥，多致肤腠缜密，一旦病疫当汗，则塞而不得出。南人喜食槟榔，故脏气疏泄，一旦病瘴当攻发，则虚羸而不能堪。所以土人多瘠而色黄，岂全是地气所致？盖亦槟榔为害，特弗思耳。

《本草》载：三人触雾晨行，饮酒者独不死。故北人度岭，必相勉饮酒，而迁客羁士，往往酣适以为常。且岭外酒价尤廉，

① 卫生方：指《岭南卫生方》。医方著作，原书已佚，现存有娄安道（年代不详）的增补本、日本校刻的再次增补复刻本及影印本。

② 活人三昧论·瘴疟条：指《类证活人书》。

③ 岚：山间的雾气。

④ 岭表：岭南，指广东、广西、越南北部一带。

⑤ 狃（niǔ 扭）：因袭，拘泥。

⑥ 闇：同“暗”，昏昧，愚昧，不明白。

贩夫役卒俱得肆饮，咸谓可以辟瘴。殊不知少则益，而多则滋瘴之源也。何以言之？盖南方暑湿，嗜酒则多中湿毒，兼以瘴疟之作，率由上膈痰饮，而酒则尤能聚痰。岭外谚云：莫饮卯时酒，莫吃申时饭，诚摄生之道也。可见酒之为物，能辟瘴以生人，亦能滋瘴以害人，然则生也死也，非酒也，过仍在人也。

岭南每以暑毒为患者，一岁之中暑热过半，凡起居饮食少失调度，即为毒气所中。行道者尤甚，故土人暑月相戒弗出。然暑毒固甚，而寒邪亦复不少，凡居人与行道者冬夏之衣皆不可缺，随其气候速宜增减，缓则病侵。明七子大复诗云：一日更裘葛，三家杂岛夷。其光景概可想见。

瘴病不一，土人以哑瘴最为危迫。其病初发即失音，不一二日即死不救。医家多言为极热所致，或云内蕴热而外为感寒所激。近见北医有用煎生附子一味治此证者，得非以热治热，或是发散寒气耶？吾尝闻饮溪涧水中毒而失音，知失音者未必皆缘瘴气也。溪涧水毒，灼然①有之，道途多无井泉，故凡行山者汲涧以止渴，岂无邂逅②中毒者？解之可也，不用附子，而用大黄，奏效不更速欤？

北人之迁岭南，仆婢先受瘴气，何也？盖服役之人饮食乖度，昼夜劳苦，卧或在地，诸事不暇避择，故首受其毒，既与之同休戚，则若辈皆我家人也，宜加意防之。

俚俗有瘴多召巫觋③而祭鬼神，士夫咸笑其信巫不信医。吾谓此可矜怜，而不可窃笑也。夫民虽至愚，孰不思趋利而避

---

① 灼然：明显。

② 邂逅：不期而遇或者偶然相遇，这里是“意外”的意思。

③ 巫觋（xí 习）：泛指巫师。古代称女巫为巫，男巫为觋，合称“巫觋”。

害？况性命所系，晓然易见。若医者能愈人病，何为不用而索之冥冥耶？诚以领表名医罕觏①，且山谷海壖②之民，何从而得灵药，此所以不免信巫也。庸得已哉！

居瘴地者虽曰节慎起居，而防病之药不可不豫为之备。如大黄、附子、干姜、当归、熟地、紫金锭、苏合油、不换金正气散之类，皆不可须臾离也。从宦彼土，则政事繁多，为商往来，则经营贸易，其势不容于自逸，稍觉不快，或骤闻香气，速当如法服药以解之。岚邪尚浅，即偶中而不至沉疴，惟其不能预防，则病势有因而渐盛者矣。故曰：不治已病，治未病，其斯之谓与？且匪独居瘴地为然也，即幸而南旋，倍深万死一生之感。其或以寻欢无限，而此身之防范少宽，既漫忘和解之方，又不仰补中之戒，则或偶有所触而即发，或迟至数年而后形甚。且麻木不仁，风痰作祟，终身遗患，卒厥发斑，往往有之。盖北人之所谓回头瘴也。吁！可不慎哉？

瘴病新愈，三日后方可洗手，七日后可洗面，半月后可梳头，一二月谨戒房事，能戒百日尤好。又新愈宜淡食，过三日及五日后方可以猪脾沃汤③吃软饭，十日后可饮酒，略用肉羹，切忌诸般骨汁，凡牛羊犬豕鸡鹜须撙节④，恐其复发，复则加笃。

论喉证条

凡人有咽喉忽肿作痛，或生蛾者，饮食不能下，五日不食

---

① 罕觏（gòu 构）：不常见。觏，遇见。

② 壖（ruán 软阳平）：古通“堧”，指水边等处的空地或田地。

③ 沃汤：煮汤。

④ 撙（zǔn 尊上声）节：节制。

则死矣。但此证实火易治，而虚火难医。实火如用山豆根、芩、连、半夏、柴胡、甘草、桔梗、天花粉、白莲茎之类治之立消。唯虚火乃肾火，不藏于命门，而浮游于咽喉之间。其证亦如实火。但实火则夜反轻而昼重，虚火则夜重于日，清晨反觉稍轻者是也。若仍以治实火之法治之，则是既下井而又投之石矣。故不惟不可用寒凉，并不可用发散，以虚则宜补也。然徒补肾水，肾水制火，可以少差，而火势太强，未易制伏，则又宜于水中补火，使引火归源，而邪火顿除，则喉肿自消，而痛且立止矣。此宜以熟地黄、元参、白芥子、山茱萸、北五味、山药、伏苓①加肉桂之剂酌宜参用。盖熟地、茱萸、五味纯是补水圣药，山药、茯苓又益精而利水，助肉桂之下行，元参以消在上之浮游，白芥以去中焦之痰滞，上焦宽而下焦得肉桂之热，则龙雷之火有不归根于命门者乎？一剂效神，殊胜于地黄八味也。倘若喉肿闷塞，勺水不得下，则元化《青囊别法》有云用附子一个，破故纸五钱，各研末，调如糊，作膏，布摊如膏药，大如茶钟，贴脚心中央，男左女顺，以火烘之一时辰许，则喉自宽而开一线路，可以进药矣。此奇方也。

阴蛾之证，以肾水亏乏，火不能藏于下，乃飞越于上，而喉中关狭，火不得直泄，乃结成蛾。独生者为单蛾，偶生者为双蛾，似蛾而非蛾也。清晨痛轻，下午痛重，至黄昏而更甚。得热则快，遇凉则加。其病之危，在勺水不得下喉，三五日间，逡巡而毙矣。若认作外感阳证，仍用芩、连、栀子之属，再伐其本根，阴阳两亡可立而待。此宜用引火归源之法，参以车前、附子，并补肾水，不必治其喉痛，水壮则火敛，火敛则肿消矣。

---

① 伏苓：即茯苓。

论心痛条

心痛之证有二，一则寒气侵心而痛，一则火气焚心而痛。寒气侵心者，手足反温，火气焚心者，手足反冷，以此辨之极得。寒痛与热痛不同，而其能死人则一。治寒痛者宜多用良姜、苍术、白术、管仲、附子之属，治热痛者宜多用白芍、半夏、柴胡、炒栀子之属，一去其湿，一去其热，则邪自解矣。要之非真心痛也。若阴阳两脱，心失所养而宛转作痛，则并无方以治之也。

胁 痛

胁痛之证，乃肝病也。肝宜顺而不宜逆，逆则痛，痛而不止，则死矣。故治胁痛必先平肝，平肝必先补肾，肾水足而后肝气有养，不必治胁而胁痛自平也。方宜补肝为君，补肾为佐，少加清火消痰之味，自然易于奏功，一剂而痛定矣。要之非笃证也。

腹 痛

腹痛之最急者，绞肠痧也。医家忌官料药。殊不知药能去病，何惧官料哉！莫奇于华君一案，用马粪一两炒黑，入黄土一撮微炒，用黄酒乘热服五钱，一剂即痛去若失。盖马粪最能治痛，而治腹痛尤神。入黄土者，因马粪过行之迅速，得土而稍迟，且黄土与脾土同性相亲，引之入于病处，令马粪易于见功也。况又得黄酒佐之，无微不达，非吐即泻，气一通而痛即定矣。

痿 证

凡人有不起床席，已成废人者，内火炽盛，以熬干肾水也。苟不补肾，惟图降火，亦无生机。惟治痿独取阳明，是胃火不可不降，而肾水尤不可不补也。方宜补水于火中，降火于水内，合胃与肾而两治之，自然骨髓加添，燔热不扰，不治痿而痿自愈。予春秋六十有八忽遘风疾，自揣已成习凿齿①矣。然日清心寡欲，文酒自娱。有黄道人者，教以茯苓、黄精煮粥为饵，又用车前、远志，名曰茶汤。辗转之间，已便行动。盖亦心肾两治之法。胃火不炽，自不耗肾中之阴，肾水不亏，必能制胃中之热，两相遇而两相成，起痿之功，孰有神于此者乎？

人有两足无力，不能起立，而口又健饭，少忍饥饿，即头面皆热，咳嗽不已者，此亦痿证。乃阳明胃火上冲于肺金，肺金为火所逼，不能传清肃之气于下焦，而肾水烁干，骨中髓少，故不能起立。而胃火又焚烧，故多食善饥，久则水尽髓干而死矣。可不急泻其胃中之火哉？然而泻火不补水，则胃火无以制，未易息也。华君一案，多用甘菊花至二两许为君，泻阳明之火，而又不损胃气，其余不过地黄、山药、白芍、当归、元参、神曲，补肾水，生肝血，健脾气，消痰涎而已。盖治痿以阳明为主，泻阳明，然后佐之诸药，自易成功耳。

臌 证

水臌，浑身皆水，按之如泥者。若不急治，则水流于四肢，

---

① 习凿齿：字彦威，东晋著名文学家，史学家。襄阳人，因有脚疾，故自称半人。

而不得从膀胱出，将变为死证，而不可治矣。宜酌用牵牛、甘遂，加以肉桂、车前，一剂而水流斗余，二剂即全愈。断不可与三剂也，与三剂反杀之矣。盖牵牛、甘遂性喜逐水，又加之车前、肉桂引水以入膀胱，但利水而不走气，不使牵牛、甘遂之过猛利水并走气也。然此二味毕竟太猛，多服伤人元气，故二剂逐水之后，即宜屏绝。用五苓散调理二剂，再用六君子汤以补脾可也。更须忌食盐，犯则不救。

气臌，乃气虚作肿，似水臌，而非水臌也。其证一如水臌之状，但按之皮肉不如泥耳。必先从脚面肿起，渐渐行至上身，于是头面皆肿者有之。此等气臌，必须健脾行气，加利水之药，然后可救。倘亦以水臌法治之，是速之死已。方宜多用白术、枳壳、薏仁、茯苓加以肉桂、车前、莱菔子、神曲诸品，水煎服，日日一剂，初服觉有微碍，久则日渐有效。十剂觉气稍舒，二十剂而肿消，三十剂而全愈。妙在健脾而兼利水，故不伤气，奏功虽缓，而起死实神也。然亦须禁食盐，三月后方可稍进矣。即秋石亦不可用，二月后用之。

虫臌，惟小腹作痛，而四肢浮肿不十分之甚，面色红而带点，如虫蚀之象，眼下无卧蚕微肿之形，此即虫臌也。必须去虫可救，然恐过于峻逐，未免元气转伤，愈利愈虚，亦非生之之道。方宜用雷丸、鳖甲、白矾、当归、神曲、茯苓、车前等品，水煎服。一剂即下虫无数，二剂则虫尽去无留矣。虫去而肿胀自消，不必更与三剂也。盖雷丸最善逐虫，而鳖甲又善化虫，然虫之生，必有毒结于肠胃之间，故用白矾以消之。又恐过于峻利，则加之当归以生血，新血生而旧瘀去，然后加之茯苓、车前分消其水气，使虫从大便而出，毒从小便而行，自然病去如扫矣。但服药之后，宜用四君、六君汤去甘草而善为之调理焉，庶几以葆其元也。

血臌之证，其所由来者渐矣。或跌闪而血瘀不散，或忧郁而血结不行，或风邪而血蓄不发，遂至因循岁月，留在腹中，积成血块。饮食入胃，不化精血，反去助邪，久则肿，肿则成臌矣。傥以治水法治之，而证犯非水，反伤元气。傥以治气法治之，而证犯非气，转滋饱满，是愈治而愈病已。方宜重用当归二两，加雷丸、桃仁、红花、枳实、白芍、牛膝各三钱，水煎服。一煎必下血斗余，二煎则血尽而愈。盖血臌之证，惟腹胀如鼓，而四肢手足全无肿意，故但破其血而胀自消。第此方二剂之余不可再与三剂，当改用四物汤调理，加以党参、白术、茯苓补气而利水，自然全愈。否则血臌虽痊，必成干枯之证。

颠[①]病

颠病之生也，多由于脾胃之虚寒。脾胃虚寒，所进水谷不变精而变痰，痰凝胸膈之间，不能消化，流于心而癫病作矣。但治痰而不补气，未有不速之死者。独女子花癫一证，乃思想所成，然亦脾胃虚寒，少阴感少阳之气所触，而邪入之。必须祛痰补气，平肝木，润肺金，调肾水，五法皆备，取效良神。他如羊颠、豕颠、牛犬颠、惊颠、风颠、神鬼颠、朝颠、暮颠、间日颠、隔月颠、浃岁颠，种种不一，总由先天禀弱，或后天浊气所致。当随时因证，拨去其标，然后用人参养荣丸久久服之，克治其本。若贫不能给，则且服八味地黄丸，亦可消邪固气，能兼下痰。痰清气完，保其不复。

① 颠：通“癫”。

眼 病

胬肉扳睛，乃眼病失治而生肉，或人不知避忌，故意将眼皮翻转以取凉快，谁知风忽中之，则眼毛倒生而扳睛矣。此等切忌动刀，一动刀则不可内治矣。宜用丸散以消之。然非服至半年，则仓卒不能以奏效。方用甘菊花三四两，须家园自种者，否则有毒，加枸杞子一斤，石决明、川蒺藜、葳蕤、白豆蔻、归尾各三四两许，斟酌配合蜜丸服。一料少愈。大忌房事，节欲者一料全愈，不能则必二料三料，然后见功。所谓自取之病，非本来之祸也。要之，病在眼者，些须痛痒当视若无关，寡欲清心，自然全愈。东坡云：齿有病则劳之，目有病则安之。二语最隽。又王晋卿尝患耳中奇痛，问方于东坡，坡云：君是将种，断头穴胸且所不惧，区区两荷叶直甚么？速愈。不愈，割去吾耳。书到，晋卿霍然。此即南华无身之法，吾辈知之，难为浅见寡闻者道也。

目之红肿也，乃风入于肝胆之中，湿气不散，合而成之也。初起之时，早用舒肝舒胆之药，加以去湿散火之品，可以不劳而治。无如世人但知散邪，而不知风、火、湿合治之法，所以郁结而不能见效。少有不谨，或寓情于声色，或冒触夫风寒，变为烂眼流泪之病，终身不愈，甚至努肉扳睛者有之。其方不过柴胡、半夏、白芍、荆芥、白术、白蒺藜、草决明、甘菊花之类。有热者加栀子，无热亦不必用。此乃风、火、湿同治而运以治目之品，则红肿自消，而目益加明矣。又眼边揉红，切忌川连、鸡卵涂拭，恐逼火入内，反至睛痛。或自己小便偶点不妨。

痈疽

人有背生痈疽，或生于胸腹之间，或生于头面之上，或生于手足之际，皆是五日之内犹当内散，五日之外必须动刀。内散方仲景用金银花四两，蒲公英二两，生甘草二两，当归二两，天花粉五钱，水煎服。一剂即消，二剂即愈，不必三剂。盖金银花最能内消创毒，然非多用则力轻难以成功。生甘草一味已能解毒，况又用之于金银花内，益足以散邪而卫正。蒲公英，阳明经药也，且兼散结逐邪。天花粉祛痰要药，当归活血是其专功，血不活所以生痈，今血活则痈自愈，此方之所以奇而法也。然在阳证痈疽则然，若阴证则更有说。盖阳证创口必突起寸余，其色红肿发光，疼痛呼号者是。若阴证创口并不突出，其色黑黯，痛亦不甚，但觉沉沉身重，或生无数小创以欺人，急须用附子、黄芪，参以当归、忍冬、白芥子，水煎服。总之阳证可以凉散，阴证必当温散。如中有微热者，前方加麦冬三钱，元参切不可用，傥误认为阳证而故以寒败之剂投之，则元气盗亡，而创毒内攻，将奔于心而旋溃矣。嗟夫！富贵膏粱之子，穷困厄逆之人，心肾不交，阴阳俱耗，重以忧愁抑郁，拂怒呼号，其气不舒，结成大毒，无论在头在背，在腹在胁，在手在足，俱是危证，救之不暇，而尚可克伐以致内溃哉。

又仲景曰：痈疽最难治，外未见真形，内先溃大穴。古人云：外大如豆，内大如拳，外大如拳，内大如盘，洵[①]不爽也。凡人一见背有疽形微见者，切弗轻易视之。急用蒜切片一分厚，贴在创口上，用艾火烧之。痛者烧之不痛，不痛者烧之知痛而

---

① 洵：实在，确实。

止。不可不痛而止，而痛而亦止也。此治发背初生之要法，一经灸之，则毒随火散，以热驱热，又何疑焉。至于外治之方，则如立斋所云用麻药杂麝敷创四旁，冰片淬，薄利刃手执定，目注定，口噙定，一画纵横作十字饼状，不可令病人知之。毒出后仍用止血祛脓膏药，切忌进风。愈后更戒七情六欲，犯则不救。此又医家之所熟知者也，在手法何如耳。

臂痛

臂痛及肩膊痛乃手经之病，肝气之郁也。仲景用白芍汤最妙。盖白芍平舒肝木，不使侵克脾胃之气，加以柴胡羌活又善去风，直走手经之上，而其中秦艽亦是风药，佐以半夏、陈皮、白芥子祛痰，痰消而邪不留，又用五加皮去湿，湿净而痰自化，复得附子攻邪，无微不达，又何有邪湿之余哉？原方用水二升，煎二沸，取汁碗半，入黄酒，一醉为度。

脚痛

脚痛及腰下痛，明系肾虚而气衰不能运动，更加之湿，自然生楚①。仲景用黄酒二升，黄耆半斤，防风五钱，薏仁五两，杜仲一两，车前子三两，茯神五钱，肉桂一钱，水十碗同煎，二沸取汁，一醉为度。此方妙在不专补肾而专补气，气足则血生，血足则骨髓畅满矣。加以薏仁、茯神、车前行血分水健脾，又得杜仲扶腰，肉桂温肾，防风荡风，黄酒通经，无微不达，所谓内外交养之道，诚善法也。药味各两许，可减大半。

① 楚：痛苦。

暴亡

猝来之证，如眼花忽倒，心痛暴亡，手足青而欲死，此等危候，如风雨骤至，如骏马奔驰，不可一时遏止，亦不可稍缓斯须以治之也。眼花忽倒，非中于恶，即中于痰。然必由正气之虚，而后可以中恶，亦必由中气之馁[①]，而后可以痰迷。则中恶中痰，皆气不足之故。治须专补其气，而加以逐邪之品，祛痰之药，未有不俄顷奏效者。仲景用白术五钱，附子五钱，南星一钱，半夏、陈皮合一钱，白薇一钱，水煎服，下喉即愈。此方妙在补气之药多于逐邪祛痰，正气足于中，邪气散于外，又何痰迷中恶之可惧哉？

心痛暴亡，非寒即火，治火之法，止消[②]二味，用炒栀子五钱，白芍一钱，煎汤服之，下喉即愈。治寒之法，必须多加，宜用附子、黄芪、肉桂、山茱萸、甘草之属各钱许，或二钱，加熟地黄一两，良姜一钱，水煎服。二方各有见解，前者因火盛而泻肝木，后者因寒极而补肾气也。多寡不同，而其奏效之神则一耳。

腹痛之证，一时疼极而手足皆青，救若稍迟，必至立死。此肾经直中寒邪也，法当急补其命门之火，而克去其心包之冷，使痛立止，而手足之青亦解。仲景用附、桂、熟地、白术、吴茱萸、生甘草之属，水煎服，一剂即愈。此方之妙，补肾于真阴之中，而祛邪于诸阳之内，使气复而痛止，不至上犯心而中犯肝也。是宜平日留心，庶几临时识定，治人者其审诸。

---

① 馁：虚弱。

② 止消：只需要。

口眼歪斜

人有口眼歪斜者，以为胃中之痰，而不知非痰也。盖心气极虚，不能运于口目之间，轻则歪斜，重则不语。会卿用附、桂、参、苓加半夏、菖蒲煎汤服之，一剂可少愈，二剂全愈。此方之妙，竟不去祛火祛风，一味补正，而歪斜自愈，亦治本之道也。又有耳目忽然牵拢，或左或右，其耳隰隰①，名曰猪头风。人以为风气之感，而不知非风也。盖肾气大亏，中有所欲而力不副，使邪火上行，一时脑空，不能支住，而五官失其位矣。治宜用四君子汤，服二三剂，然后用艾，按穴灸之，筋松而转，可望全愈。但其根不援②，则或遇节令，或犯劳伤，或误食香糟③等物，必至重病，宜切忌之。

梦 遗

人有病梦遗者，以为心气之虚，而不知非心也。盖肾水耗竭，上不能通于心，中不能润于肝，下不能生于脾土，而玉关④不紧，无梦且遗，徒责其梦中之冤，谁任乃咎。治当用大剂补肾，少佐以益心益肝益脾之品，自然渐渐成功，不止而止矣。仲景一案，黄连、肉桂并用，使心肾两交，魂魄宁而精窍闭。若不补其五脏，而惟是止涩之，则精愈旺而梦愈动，久之，不梦而自遗矣。

肾中之水，有火则安，无火则泛，水去而火亦去，水虚而

---

① 隰隰（xí 习）：疑为形容耳内低湿生风。隰，低湿之地。

② 援：执，持。

③ 香糟：用酒糟腌制的食物。

④ 玉关：即精关。

火亦虚，则溺浊、梦遗无所不至。治之之法，欲抑水之下降，当使火之下温。宜用热剂以生火，俾火足以生水，水又足以制火，水火既济，而病若失矣。仲景多用人参，今则无此力量，不若仍用八味地黄丸专补其血，血足而精自生，精生而火自安矣。保抱①之方，全在固肾。有斯疾者慎之，无斯疾者尤当自爱焉。

脱　肛

大肠与肺为表里，肺热则大肠秘结，肺虚则大肠滑脱，此其要也。故有因久泻久利，脾肾气陷而脱者，有因中气虚寒，不能收摄而脱者，有因劳倦吐泻，肝脾受伤而脱者，有因酒湿伤脾，色欲伤肾而脱者，有因肾气本虚，关门不紧而脱者，有因过用寒凉，降多亡阳而脱者，有因湿热下坠而脱者，然热者必有热证，若无热证，便是虚劳。且气虚即阳虚，非用温补多不见效。凡小儿元气不实者常有此证。陈自明曰：大肠虚寒，其气下陷，则肛门翻出，或因产努力，其脱亦然。是诚确见之论。

《内经》曰：下者举之，徐之才曰：涩可去脱，皆治脱肛之法也。故古人之治此者，多用参、芪、归、术、川芎、甘草、升麻之类以升之举之，或兼用北五味、乌梅之属以止之涩之，仍外用薰洗收敛之药，则无有不愈。

一方用五倍子末三钱，明矾末二钱，水二碗，煎沸热洗，立效。一方治肛脱三五寸者，先用五倍明矾汤洗过，次用赤石脂为末，以油纸托上，四围皆糁②之，立愈。一方用桑叶、桃

① 保抱：保全，保养。
② 糁（sǎn 伞）：以米和羹，引申为粘，涂抹。

叶煎汤洗之，或用蓖麻子捣膏药贴顶心，皆妙。

脚　气

脚气之病，风、寒、湿三气之所为也。然其中亦有虚实之异，其证疼痛，拘挛，恶寒，清厥①，脉多弦细，治当以温经除湿为主，是以古人治之之法，大抵热药多，寒药少，故每用麻黄、川乌、桂附、干姜之属。《内经》曰：湿淫于内，治以苦热。正以乌、附、麻黄走而不守，故能通行经络，干姜、官桂辛甘大热，故能助阳逐阴，三气既除，病无不愈。

脚气者必由下元不足，或阳明之气有亏者，而后邪气得以乘之，此其中亦有虚证，故察其因于表者以发散为主，察其因于里者以疏利为主，外因者多寒热，宜用温散，内因者多湿热，宜用寒凉。若元气本虚及病久致虚者，必须培补下元，不得以壅疾忌补之说为拘也。

凡脚气肿痛之甚者，可用敷药以散之，或用椒艾囊以温之，或用香散之药煎汤以洗之，如百草煎及防风、荆芥、威灵仙、艾叶、蛇床子、当归、升麻之类，或单用紫苏及忍冬藤煎汤洗之，皆妙。

阳　痿

凡人阳痿不起，多由命门火衰，精气虚冷，或以七情劳倦，损伤生阳之气，多致此证。亦有湿热炽盛，宗筋弛懈而为痿弱者，譬以暑热之极，则诸物绵薄。经云：壮火克食。此之谓也。但有火无火，脉证可辨。大抵火衰者十居八九，而火盛者则仅

① 清厥：“四肢厥冷也”（张介宾）。

有之耳。

凡人思虑焦劳，忧郁太过者，多致阳痿。盖阴阳总宗筋之会，会于气街，而阳明为之长，故宗筋主精血之孔道，而精血实宗筋之化源。若以忧思太过，则抑损心脾，伤及阳明冲脉，而水谷气血之海必有所亏，气血亏而阳道斯不振矣。经曰：二阳之病发心脾，有不得隐曲及女子不月者，即此之义。

凡人惊恐不释者，多致阳痿。经曰：恐伤肾。此之谓也。故人遇大惊猝恐，每每遗失小溺，即阳痿之渐。又或于阳旺之时，突有大惊，则立痿，终身不举，亦其验也。

凡肝肾湿热，以致宗筋弛懈者，亦为阳痿，治宜清火以坚肾，然必有火证火脉，内外相符者方是，宜用滋阴八味丸及丹溪大补阴丸、虎潜丸主之，若火之甚者，如滋肾丸、大补丸之类皆可用。

命门火衰，精气虚寒而阳痿者，宜右归丸、赞育丹、石刻安肾丸之类主之。若火不甚衰，而止因气血薄弱者，宜左归丸、斑龙丸、全鹿丸之类主之。

思虑惊恐，以致脾肾亏损而阳道痿者，必须培补心源，使胃气渐充则冲任可振，而元可复也，宜用七福饮、归脾汤之类主之。然必大开怀抱以舒其气，庶能奏效。否则，徒恃药力，无益也。其有思虑恐惧太过者，则抑损元阳，若非益火，究无生意。宜用七福饮加附、桂、枸杞之类主之。

薛立斋曰：按阴茎属肝之经络，肝者，木也，木得湛露[1]则森立，遇酷暑则萎萃[2]，犹人气血足则精旺，精血衰则阳痿，

---

① 湛露：丰沛的雨露。《楚辞·九章·悲回风》："吸湛露之浮凉兮，漱凝霜之雰雰。"

② 萎萃：枯萎，憔悴。萃，通"悴"。

无二理也。若因肝经湿热而痿者，用龙胆泻肝汤以清肝火，除湿热，因肝经燥热而痿者，用六味丸以滋肾水，养肝血则愈。又曰：琼玉膏、固本丸、坎离丸，此辈俱是阴寒泻火之剂，必证有实火者，然后可用。若元气本虚，或久病成虚者，一误用之，令人无子。盖阳气无所助，即阴血无所生故也。

疝　气

疝气之病，凡小腹睾丸之属为肿为痛者是也。其证不一，而《内经》所列，大要有七。七者云何？曰狐疝，曰㿗疝，曰冲疝，曰厥病，曰疝瘕，曰风疝，曰小肠疝是也。疝之为病，不独男子有之，而妇人亦多不免。经云：有积气在腹中，有厥气名曰厥疝，女子同法。又云：厥阴有㿗疝，妇人小腹痛也。至若冲疝、疝瘕，亦男妇之所同病者。惟睾丸之病，独在男子，而他则均当详察也。张子和曰：夫遗溺、闭癃、阴痿、浮痹、精滑、白淫皆男子之病。若夫血涸不月，月后腰膝上热，足躄，嗌干，闭癃，腹中有块，或上或下，前阴突出，后阴痔核，皆妇人之病也。但妇人不谓七疝，而谓之瘕。弗论男女，若年少而得之，皆无子。此言诚不谬也。但知男子之疝，全不知妇人之疝，失之矣。

疝治必兼气治，故病名曰疝气，非无谓也。盖寒有寒气，湿有湿气，热有热气，逆有逆气。病在阳分，则有气中之气，病在阴分，则有血中之气。气实者必须破气，气虚者必须补气，此治疝之大略也。

疝气之病，本非一经，《内经》之言疝者，寒较多于热，乃疝家之正论，不可易也。寒邪入经，所以作痛，迨其久也，方生郁热。使其始不受寒，何由致疝？此寒为本，而热为标也。

丹溪谓：始于湿热在经，又得邪气外来，所以作痛。则反以热为本，而寒为标矣，岂其然乎？至若治此之法，固不可必其为寒，又不可必其为热。但治初受之邪，理当以温经散寒，行气除湿为主。切不可早用寒凉，致留邪滞，则遗害不浅。要之，察其形气、病气，随证施方，则庶乎其有得也。

治疝之法，当察所因。此虽以受湿受寒，因而成疝，然或以色欲，或以劳损，或以郁怒，或以饮食酒湿之后，不知戒谨，致受寒邪，则以阴求阴，流结于冲任气血之海，而下归阴分，致成诸疝。故其为病，有遇寒而发者，有郁久生热，遇热而发者，有郁则气逆，遇盛怒而发者，有湿因寒滞，遇湿而发者，有疲极则伤筋，遇劳苦而发者，有虚邪在少阴、厥阴，遇色欲而发者，有饮食之湿在阳明、太阴，遇酒酪而发者。及其久也，则正气陷而不举，邪气留而不去，而为㿗为厥，难于愈矣。治此者能因其所因，辨而治之，则亦易于奏效。若茫然混然，徒执一偏之见，而老死不悟者，虽与之谈，无益也。

《巢氏病源》曰：诸疝者，阴气积于内，复为寒气所加，使营卫不调，气血虚弱，故风冷入其腹而成疝也。疝者，痛也。或小腹硬痛，不得大小便，或手足厥冷，绕脐痛，自汗或冷气逆上抢心腹，令心痛，或里重而腹痛，诸候非一，故曰诸疝也。

许学士①云：疝之为病，虽因虚得之，然不可以虚而骤补。经曰：邪之所凑，其气必虚。留而不去，其病则实。故必先除所蓄之热，然后酌宜补之，诸家多借巴豆气者，此物此志也。

---

① 许学士：指许叔微（1079—1154），南宋医学家，字知可，宋真州（今江苏仪征县）白沙人。因曾为翰林学士，故人称“许学士”。

刘宗厚[1]云：谨按，疝证始虽因虚而得，必邪实迫痛而未下者，故当先泻而后补也。至有虚甚迫痛，上为呕逆，而下或遗精者，乃正虚邪实之甚，此欲不补得乎？但恐补之则无益，泻之则元气逾[2]陷，幸而获生者鲜矣。

张子和云：《内经》曰木郁则达之，达谓吐也，令条达其气也。肝之郁本当吐，然察其病之上下，以顺为贵，仲景所谓上宜吐，下宜泻者是也。或吐或泻，不可偏用。

子和《七疝图》云：寒疝，其状囊秘结硬如石，阴茎不举，多得于坐卧湿地，或寒月涉水，或冒雨雪，或卧砖石，或风冷处使内太劳，宜以温剂下之，久而无子。

水疝，其状肾囊暴胀，阴汗时出，或囊肿而形如水晶，或囊痒而搔出黄水，或少腹间按之作水声。多得于饮食酒醉后使内太劳，汗出而遇风，寒湿之气聚于囊中，宜以逐水之剂下之。有漏针出水法，今不善用。筋疝，其状阴茎肿胀，或脓，或溃，或茎中痛，痛极则痒，或纵挺不收，或白物如精，随溲[3]而下，此病得于房室劳伤，及邪术所致，宜以降心之剂下之。

血疝，其状如王瓜横在少腹间，戛戛[4]欲动，俗谓之便痈。得于重感春夏火燠劳苦，使内过伤，气血流溢，渗入脬[5]间，留而不去，状成痈肿，肿少血多，宜以和血之剂下之。

气疝，其状上连肾区，下及阴囊，或因忿怒呼号，则气郁之而胀，忿怒号毕则气散者是也。有一治法以针出气而愈者，

---

① 刘宗厚：刘纯，一作刘醇，字宗厚，刘完素的九世孙。元明间吴陵人，明初徙居陕西咸宁。著有《医经小学》等。

② 逾：通“愈”。

③ 溲：小便。

④ 戛戛：艰难貌。

⑤ 脬（pāo 抛）：膀胱。

然针有得失，宜以散气之剂下之。又小儿亦有此疾，俗云偏气，得于父已年老，或少年多病，阴痿精怯，强力入房，因而成娠胎中病也。此疝不治，惟筑宾一穴灸之。

狐疝，其状如瓦，卧则入小腹，行则出小腹入囊中，狐昼出穴而溺，夜入穴而不溺，此疝出入，上下往来，正与狐相类也，亦与气疝大同小异，今人带钩钤①是也。宜以逐气流经之剂下之。

颓疝，其状阴囊肿缒②，如升如斗，不痛不痒者是也。得之地气卑湿，所生江淮之间，湫③塘之处，多感是疾。宜以去湿之剂下之。又女子阴户突出，虽亦此类，大抵相火炽盛，不能禁固所成，不可便谓虚寒，而涩之燥之补之。本名曰瘕，宜以苦下之，以苦坚之。王太仆云：阳气下坠，阴气上争，上争则多寒下，坠则偏缓，故睾垂筋纵，因成颓疝也。以上七疝，下去其病之后，可调则调，可补则补，各量病势，切弗拘虚。经所谓阴盛而腹肿不通者，皆癞癃疝也，不可不下。

刘宗厚曰：子和所论病本经络之原，至为详尽。但七疝名固不同，治亦当异，概用攻下之法，愚窃惑焉。虽钱仲阳亦曰："肝是相火，有泻无补。"丹溪亦云：肝只是有余，肾只是不足，夫厥阴一经受疝，宜泻弗补，理固然矣，然亦当视其浅深而行之也。傥有邪气客于膀胱、小肠之间，复干于少阴肾经，则有泻无补之法可得行乎？

张介宾曰：子和七疝之治，虽各有不同，然无非用下，则不能无偏。故刘宗厚、徐用诚皆疑而议之，亦谓其太过耳，非

---

① 钩钤：此指腰带。

② 缒（zhuì 坠）：指阴囊肿胀下坠状。

③ 湫（jiǎo 皎）：低洼。

谓尽不可用也。再观丹溪之法，则曰：治疝大不宜下，又相左之甚矣。予因考子和治案，如治蔡参军因坐湿地疝痛不堪，用导水丸下之而愈。又治一人因疟渴过饮浆水病疝，医进姜附，为热燥所壅，而阴囊重坠，大如升斗，乃先以导水丸，后用猪肤散大下之而愈。又治一人卒[1]疝，赤肿大痛，数日不止，诸药如石投水，遂以导水丸，次用通经散大下之而愈。若此类者，岂皆不可下耶？故当酌其虚实缓急，如或为邪热所闭，或以少年暴疝，或以赤肿痛硬之极者，则如导水丸、三花神祐散、禹功散之类皆所当用，盖邪盛而急，势不可当，仅用行气利水等剂达之不及，故不可不攻。然则子和所言，宜酌其中而已矣。

由君子观之，则疝病明系于肝邪，肝邪本由于相火，相火之治，清心为上，降气次之，欲降其气，必须攻泻，是子和所论诚为不易，则刘宗厚之议之者，乃不达大体之言，而张会卿之解之者，抑犹子莫执中之见也夫。

论血证条

万物生成之理不外阴阳。非阳无以生，生者，神其化也，非阴无以成，成者，植其形也。阳主气，故气全则神旺，阴主血，故血盛则形强。人之有生，赖此而已。然而生之之道，必从精始，精之与血，似乎非类，而丹家曰：唾、涕、精、津、汗、血、液，七般灵物总属阴，则凡为水属，无非一六所化[2]，而血即精之管也。但精藏于肾，所蕴不多，血富于冲，所至皆是。盖其源源而来，化生于脾，总统于心，藏受于肝，宣布于

---

① 卒：通“猝”，突然。

② 一六所化：指水液之所化。《尚书大传·五行传》)：“天一生水，地六成之。”

肺，施泄于肾，灌溉一身，无所不及。举凡七窍之灵，四支①之用，筋骨之和柔，肌肉之丰满，以至滋脏腑，安神魂，润颜色，充营卫，精液于焉流通，二阴以之调畅，莫不由此。是人有此形，全赖此血。故血衰则形萎，血败则形坏，而百骸表里之用，苟血稍有亏，则必随所在，而见其偏废之病。一旦血脱，形何以立？气何由归？亡阴亡阳，其危甚矣。顾血化于气而成于阴阳，阴衰固不能生血，所以血宜温而不宜寒，阳亢实足以败阴，所以血宜静而不宜动，此阴阳消长之机，人苟察其本原而知所以养荣之道，又何血病之足虑哉。

血本阴精，不宜动也，而动则为病。血主荣气，不宜损也，而损则为病。动者多由于火，火盛则逼血妄行。损者多由于气，气伤则血虚不守。故有以七情而动火者，有以七情而伤气者，有以劳倦色欲而动火者，有以劳倦色欲而伤阴者，或外邪不解，而热郁于经，或纵欲不节，而火动于胃，或中气虚寒则不能收摄，而注陷于下，或阴盛格阳则火不归元，而泛溢于上，是皆动血之因也。妄行于上则见诸七窍，流注于下则出乎二阴。或壅滞于经络，则发为痈疽脓毒，或浸淫于阳脏，则留为血块血癥，或乘风热则为疹为斑，或瘀寒邪则为痹为痛，是皆血病之证也。若七情劳倦不知节，潜消暗烁不知养，生意本亏，而耗伤弗觉，则为荣气之羸，为形体之敝，此以真阴不足，虚损之发见也。故凡治血当察其虚实，理固然已。然实中有虚，则于疼痛处有不宜攻击者，此似实非实也。热中有寒，则于火证中有必须温补者，此似热非热也。正者正治，鲜不知之，反者反治，则有未易言者。且反证甚多，不可置之忽略也。

---

① 支：通“肢”。

失血于口者，有咽喉之异，盖上焦出纳之门户，惟咽、喉二窍而已。咽为胃之上窍，故由于咽者必出于胃。喉为肺之上窍，故由于喉者必出于肺。然喉连于肺，而实总五脏之清道，咽连于胃，而实总六腑之浊道。此其出于肺者，人知病在五脏，而不知出于胃者，亦必有由乎脏者也。何也？《内经》云：五脏者皆禀气于胃，胃者，五脏之本也。然则五脏之气皆禀于胃，而五脏之病独不及于胃乎？故凡胃火盛而大吐者，此本家之病，不待言已。至如怒则气逆，甚则呕血者，亦必出于胃脘，此气逆在肝，木邪乘胃而然也。又如欲火上焚，甚则呕血者，亦必出于胃脘，此火发源泉，阴邪寇胃而然也。且胃以水谷之海，故为多气多血之腑，而实冲任血海之源。血枯经闭者，当知生血之源，源在胃也。呕血吐血者，当知动血之源，源在脏也。于此不明，济者罕矣。

凡治血证，身热脉大者难治，身凉脉静者易治。若喘咳急而上逆，脉见弦紧细数，有热，不得卧者，死。

血动由于火与气，而有火无火，气虚气实之异，则不可不辨。凡口鼻出血，多由阳盛阴衰，二火逼血而妄行诸窍也，宜以一阴煎加清降等剂为主。盖血随气上，有升无降，故惟补阴抑邪，则火清气降而血自静矣。此阳盛动火之治也。

火盛逼血妄行者，或上或下，必有火脉火证实据，乃可以清火为先，火清而血自安矣。宜芩、连、知柏、元参、栀子、童便、犀角、天花粉、生地、芍药、龙胆草之属酌而用之。如阳明火盛者，须加石膏。三焦热极，或闭结不通者，须加大黄。如热壅于上，火不能降者，当于清火药中加泽泻、木通、栀子之属，泄之润之，则火可降也。但火有虚实，或宜兼补，或宜兼清，尤须斟酌。若以假火作真火，则害不旋踵矣。

气逆于脏，则血随气乱而错经妄行者，必有气逆喘急，或胸胁胀痛，或尺寸弦强①等证，此宜以顺气为先。用青皮、陈皮、杏仁、白芥子、泽泻之属主之。有火者加栀子、芍药，兼以平肝，无火者用香附、乌药、干姜、郁金以行阴滞，然必气实多逆者乃可用此，盖气顺则血自宁也。其或实中有虚，不堪消耗，则或宜暂用，或酌其佐使，不可拘也。

凡火不盛，气不逆，而血动不止者，乃其元阴受损，荣气失守，病在根本而然。经曰：起居不节，用力过度则络脉伤。阳络伤则血外溢，外溢则吐衄，阴络伤则血内溢，内溢则便血。是二语者，最得损伤失血之源。故凡治损伤，无火无气而血不止者，切不可妄用寒凉以伐生气，又不可过用辛燥以动阳气，但宜纯甘至静之品培之养之以完固之，则荣气自将宁谧，不待治血而自安矣。

吐血失血等证，凡见喘满咳嗽，或左右腔膈间隐隐作痛者，病在肺也。若胸膈膻中间觉有牵痛，如缕如丝，或懊侬嘈杂，不可名状者，此病在心主包络也。胸腹彭亨②，不知饥饱，饮食无味，多涎沫者，病在脾也。胁肋牵痛，或躁扰喘急不宁，往来寒热者，病在肝也。气短似喘，声症③不出，遗精盗汗，咽干喉痛，动气忡忡者，病在肾也。若大呕大吐，发热，不得卧者，病在胃也。于此而察其兼证，则病有不止一脏者，皆可参合以辨之也。治之之法，肺病者宜清降，不宜升浮，心病者宜养荣，不宜耗散，脾病者宜调和，不宜妄下，肝病者或宜疏

---

① 弦强（jiàng 降）：脉象弦硬。弦，形容切脉就像按到琴弦一样，绷得较紧，端直而长，直起直落。强，强滞不柔顺。

② 彭亨：鼓胀，胀大貌。也作“膨脝”。

③ 症：通“哑”。

利，或宜甘缓，不宜秘滞，肾病者宜壮水，宜滋阴，不宜香燥克伐，胃病者或宜大泻，或宜大补，当察其兼证，弗谓阳明病概可攻也。

治血之剂，古人多以四物汤为主，然亦有宜与不宜者。盖补血行血无如当归，但当归之性动而滑，凡因火动血者忌之，因火而嗽，由湿而滑者，皆忌之。行血散血无如川芎，但川芎之性升而散，凡火载血上者忌之，气虚多汗，眩晕不已者皆忌之。生血凉血无如生地，敛血清血无如芍药，但二物皆凉，凡阳虚者非宜也，脾弱者非宜也，脉弱身凉，自汗常恐者皆非宜也。故用四物以治血者，当知宜否之辨。

《褚氏遗书》曰：喉有窍，咳杀人。肠有窍，便杀人。便血犹可治，咳血不可医。饮溲溺者百不一死，服寒凉者百不一生。血虽阴类，运之其和阳乎。按和阳之说，至理法言，不可不体也。若夫溲溺之用，惟于邪热上炎者藉以降火，其或伤在脾胃，及阳虚阴胜等证，则大非所宜，弗拘百不一死之言，而谓可概用也。

咳血嗽血，皆从肺窍中出。虽若同类，而实有不同也。盖咳血者少痰，其出颇难，嗽血者多痰，其出较易。咳而少痰者，水竭于下，液涸于上也，亦名干嗽。嗽而多痰者，水泛于上，血化为痰也，亦谓之白血。二者之治，皆宜壮水滋阴，凡一阴煎、四阴煎、六味地黄汤、麦门冬汤、天门冬丸、贝母丸之类皆必用之药也。然干嗽宜加滋润为佐，麦冬、天冬、百合、柏子仁、茜根之属，或当归亦可酌用。多痰者务宜清降为佐，如贝母、海石、阿胶、油杏仁之属，而当归则非所宜也。

王节斋曰：大抵咳嗽见血多缘肺中受热，邪气得热而变为火，火盛则阴血不宁，血随火上，故治宜泻火滋阴，忌用人参甘温之品。然亦有气虚而咳血者，则当用人参、黄芪、款冬花诸剂，但此等证多不见耳。按节斋之说，乃以火证为言，故凡治血因火动而为咳嗽者，则不得不于滋阴药中加清火等剂，如黄芩、桑皮清肺火，黄连清心火，石膏清胃火，栀子、龙胆草清肝火，黄柏、知母清肾火，贝母、瓜蒌、竹叶、枇杷叶润肺化痰。此等治法非不可用，然惟火之偶盛，而根本未亏者，则但去其火，自无不愈。若将此法概治劳损，即暂解然眉，终非保本之道。盖凡阴虚生火等证，多以真阴受损，水亏而然，此其所重在阴，不当在火，若治火太过，未免脾肾皆伤，必至不救，所谓虚火宜补者是也。且常有过用生地、天花之类，致伤胃气，不能生金而不愈者，有过用黄柏知母之属，重伤真阴，遏逆生气而不复者，损之又损，尤为脾、肺、肾三亏之害。故凡欲壮水滋阴者，莫如一阴煎、五阴煎、五福饮、左归饮、六味地黄丸等方最妥。

其有火本无根，化元失守，或误用寒凉，而病及脾肾，则有以寒入上焦而为呕恶，为短气，为眩运者，有以寒入中焦而为膨满，为痰涎，为饮食不运者，有以寒入下焦而为溏泄，为腹痛，为小水不化，为脚寒筋结等证者，则理中汤、理阴煎或右归饮、右归丸、八味地黄丸之类皆当随证随脏择而用之，弗谓见血者多是肺中受热，而但知滋阴降水也。甚矣，节斋之说之偏也！

衄血证，诸家皆谓其出于肺，盖以鼻为肺之窍也。不知鼻乃手、足阳明之正经，而手、足太阳亦皆至鼻，故仲景曰：太阳病脉浮紧，发热无汗，自衄者愈。此太阳之衄也。《原病式》云：阳热怫郁于足阳明，上热而血妄行，为鼻衄。此阳明之衄也。若充类至义[1]言之，则鼻衄之血，必由山根[2]以上，精明之次而来，而精明一穴，乃手足太阳、足阴阳跷五脉之会，此诸经皆能为衄也。行于脊背者无如足太阳为最，行于胸腹者无如足阳明为最，而尤有其最者，则又惟冲脉为十二经之血海。冲之上俞会足太阳之大杼，冲之下俞会足阳明之气街，故阳明、太阳之至，而冲脉无不至矣。冲脉之至，则十二经无不至矣。所以衄之微者，不过一经之近，而衄之甚者，则或至数升，或至斗许，并通身形色尽脱，是岂手太阴一经而病遂如是耶？临证者不可不察。

衄血之由内热者，多在阳明经，治当以清降为主。热微者宜生地、白芍、天冬、麦冬、丹参、元参或局方犀角地黄汤、生地黄饮子、麦门冬散之类主之。热甚者宜芩、连、栀、柏，或茜根散、抽薪饮、加减一阴煎。若兼头痛口渴宜玉女煎、白虎汤之类主之。如阳明热极，下不通而火壅于上者，宜犀角地黄汤，治其下而上自愈。

衄血之由外感者，多在足太阳经。仲景云：伤寒，脉浮紧，不发汗，因致衄者，宜麻黄汤主之。伤寒不大便，其小便清者，邪仍在表，不在里也，当发汗，用桂枝汤。

衄血虽因乎火，而唯阴虚者为尤多，正以劳损伤阴，则水不制火，最能动冲任阴分之血。但察其脉之滑实有力，而素无损伤者，当作火治，用麻黄、桂枝如前。若脉来洪大无力，或弦或芤，或细数无神，而素多酒色内伤者，此皆阴虚之证，当专以补阴为主。果有微火者，自宜兼清以治其标，如无真确阳

---

① 充类至义：指就事理作充分的推论。《孟子·万章下》："夫谓非其有而取之者，盗也，充类至义之尽也。"

② 山根：鼻梁的别名。

证，则但当以甘平之剂温养真阴，务令阴气完固，然后可拔本塞源，如一阴煎、三阴煎、左归饮、六味地黄丸之类皆所必用。其或气虚者，则五福饮、五阴煎亦可酌而用之。

凡衄血甚多，不能止者，用蒜一头捣成泥，作饼如钱大，厚一寸许，贴脚心，左衄贴右，右衄贴左，两孔俱出者左右并贴，即止。

血出齿缝牙龈中者名为齿衄，乃手足阳明二经及足少阴肾家之病。盖手阳明居下齿中，足阳明居上齿中。又肾主骨，骨者，肾之终也。然血出于经，惟阳明为最，故凡阳明火盛，则或为牙痛，为牙根腐烂，或血出如涌，而齿不动摇，此必其人素好肥甘辛热之味，与夫善饮胃强者多有是证。内用抽薪饮、清胃散之剂，外以冰玉散敷之。

肾水不足，口不臭，牙不痛，但齿摇不坚，或微痛不甚，而齿缝时多出血者，此肾阴不足，相火偶动而然，治宜壮肾，用六味地黄丸、左归丸之类。其或阳亏于下，而虚火上浮者，则用八味丸、小安肾丸主之。倘认为实火，而误用寒凉，必至重损真阴，阴阳两脱，但见齿血凝冻排比如安榴红子者，不救。

舌上无故出血如缕，乃心、脾、肾三经之脉皆至于舌，而三经有火则皆能令舌出血。用蒲黄作末敷之，或炒槐花为末糁之，或冰玉散涂之亦可。若有火之甚者，仍当用汤剂以清三阴之火。

咯血、唾血，古皆云出于肾，痰涎之血，古皆云出于脾，此亦未必然也。夫咯血者，于喉中一咯即出，岂如咳血嗽血之费力乎。大抵咳嗽而出者出于脏，出于脏者其来远。一咯即出者出于喉，出于喉者其来近。其来远者内伤已甚，其来近者不过在经络之间，所以咯血、唾血，痰涎之中带血者，并无咳嗽、气喘、骨蒸等证。此其轻重，概可知矣。治此之法，因火者当清脾肺之火，或劳损所致者，但滋阴去浊，则自无不愈。

虚损之渐者，必始由酒色劳伤过度，以致痰中时见血丝，此则本于肝脾肾经，当于未咳未嗽之先，速为调理，如生地、熟地、天冬、麦冬、枣仁、茯神、茜根、贝母、甘草之属主之。有火者加黄柏、知母，仍须加意谨慎，庶无后患，否则必渐甚矣。

清晨初起，时每于痰中有淡紫凝血，或块或片，常见数口者，此多以操心动火，或多思虑，或多沉痛所致。但无发热、咳嗽等证，便不足虑。此不过血动阴络而然，宜天王补心丹及二阴煎最合。

凡溺血证所出之由有三，由溺孔出者二，由精孔出者一也。溺孔之血，其来近者出自膀胱，溺时必孔道涩痛，小水红赤不利，此以多酒色欲念，致动下焦之火而然。常见有相火妄动，逆而不通者，微则淋浊，甚则见血。经曰：胞移热于膀胱，则癃而溺血。即此证也。治宜清利膀胱之火，如生地、白芍、牛膝、山栀、黄柏、知母、龙胆草、瞿麦、木通、泽泻之类，或七正散，或大分清饮皆所宜也。

溺孔之血，其来远者出自小肠。溺时孔道不痛，而血随溺出，或痛隐于脐腹，或热见于脏腑。盖小肠与心为表里，而清浊之所由分也。故无论劳力焦心，或水浆厚味不知撙节，则上中二焦、五志、口腹之火皆由小肠以达膀胱。治当随证察因，务清其脏腑致火之源，火清而血自止矣。

精道之血，必自精宫血海而出于命门。盖肾主水源，受五脏六腑之精而蓄之，故或伤劳五脏及五志之火，令冲任动血者，多从精道而出。何以辨之？病在小肠者，其来犹近，病在命门者，其来更远。凡于小腹下精泄处觉酸痛而出者，即是命门之病。而治之之法亦与水道不同，盖水道之血宜利，精道之血不宜利，涩痛不通者宜利，血滑不痛者不宜利也。如果三焦火盛，则当以清火凉血为主，用生地、白芍、丹皮、地骨、茜根、栀子、槐花及芩、连、知、柏之类主之，或约阴丸、约营煎亦可参用。若肾水不足而血滑者，则以养阴养血为主，宜固本丸及养荣丸之类。若肾虚血溢，或病久精血滑泄者，宜以固秘为主，用玉锁丹、金樱膏、苓术兔丝[①]丸之类，或续断乌梅丹亦可。

大便下血，多由脾胃之火。盖大肠、小肠皆属于胃也。但血在便前者，其来近，近者或在广肠[②]，或在肛门。血在便后者，其来远，远者或在小肠，或在于胃。虽便血妄行因火者多，然亦未必尽因于火也。故于火证之外，有因脾胃气虚而不能统血者，有气陷而血亦陷者，有病久滑泄而为便血者，有阴邪入于阴分而为溺血者，大抵有火多因血热，无火多因虚滑，故治血当知虚实之辨。

脾胃气虚而大便溺血者，其血不甚鲜红，或黑色，或紫色，此阳败而然。故多无热证，而或为恶心、呕吐，盖脾统血，脾气虚则不能收摄，脾化血，脾气虚则不能运化，是皆血无所主，因而脱陷妄行，速宜温补脾胃，用寿脾煎、理中汤、养中煎、归脾汤及十全大补汤之类主之。

气陷不举而因以下血者，宜补中益气汤及寿脾煎、归脾汤主之。若微陷而兼火者，宜东垣加减四物汤主之。若气大虚而大陷者，宜举元丹主之。

---

① 兔丝：即“菟丝”。

② 广肠：指包括乙状结肠和直肠的肠段。《证治要诀》：“广肠，言其广阔于大小肠也。”

血滑不止者，或因病久而滑，或因年衰而滑，或因气虚而滑，或因误用攻击而滑。凡动血之初，多因于火，及火邪已退而仍有不能止者，则非虚即滑之谓也。治当以固涩为主，用胜金丸、香梅丸之类。然血滑不止者多缘气虚，宜以补中益气汤、寿脾煎、举元丹、理中汤加乌梅、文蛤、五味子之类主之。若滑甚不能止者，唯玉关丸最佳①。

结阴便血者，以风寒之邪结于阴分而然。此非伤寒之比。盖邪在五脏，留而不去，故谓之结阴。阴邪内结而不能外行，则病归血分，故为便血。经曰：结阴，便血一升，再结二升，三结三升。即此之谓。治宜外灸中脘、气海、三里以散寒邪，内用平胃地榆汤温散之剂主之。

其有怒气伤肝，血因气逆而下者，宜化肝煎、枳壳汤之类主之。气逆平而微有火者，宜黄芩白芍汤主之。若肝邪乘胃，以致脾虚失血者，决无烦躁气逆等证，仍同脾胃气虚主治，不得平肝，以再伤脾气也。

凡因劳倦，七情，内伤不足而致大便动血者，非伤心脾，即伤肝肾。此其中气败坏，故有为呕恶痞满者，有为疼痛泄泻者，有为寒热往来，饮食不进者，时医不察，但此等证，非云气滞，即曰痰火，而肆用寒凉，妄加攻击，伤而又伤，必至延绵日困。迨其甚也，则多有大便下紫黑败血者，乃胃气大损，脾元脱竭，血无所统，故注泄直行，阳败于阴，故色为灰黑危极之候也。即速用回阳等剂，唯恐不及，而医者犹曰：今既见血，安可再用温药，必致暴淋。吁！吾未如之何也已。

张介宾曰：治血之药，凡为君为臣，或取诸专，或取诸兼，

---

① 佳：原作“住”，据文义改。

病有浅深，方有轻重，其间参合之妙，固由乎人，而功用之殊，当知其类，故兹条列于左。

血虚之治有主者宜熟地、当归、枸杞、鹿胶、炙甘草之属。

血虚之治有佐者宜山药、山茱萸、杜仲、枣仁、兔丝子、五味子之属。

血有虚而为热者宜凉补之，用生地、麦冬、沙参、牛膝、鸡子清、阿胶之属。

血有因于气虚者当补其气，用人参、黄芪、白术之属。

血有寒而滞者宜行之降之，用青皮、陈皮、枳壳、乌药、沉香、木香、香附、海石之属。

血有寒滞不化与火不归原者宜温之，用肉桂、附子、干姜、姜汁之属。

血有虚而兼寒者宜温之补之，用川芎、牛膝、熟地、当归、醇酒之属。

血有乱动不宁与狂吐不休者宜清之和之止之，用茜根、山楂、丹皮、丹参、童便、贝母、竹沥、竹茹、百合、茅根、侧柏、藕汁、荷叶蒂、柿霜、桑寄生、韭汁、莱菔汁、飞罗面、黑墨之属。

血有大热者宜寒之泻之，用黄连、黄芩、黄柏、知母、元参、天花粉、栀子、石膏、龙胆草、苦参、桑白皮、香薷、犀角、青黛、童便、槐花之属。

血有蓄而结者宜破之逐之，用桃仁、红花、苏木、元胡、三棱、蓬术、五灵脂、大黄、芒硝之属。

血有陷者宜举之，用升麻、柴胡、川芎、白芷之属。

血有燥者宜润之，用乳酪、酥油、蜂蜜、天门冬、柏子仁、苁蓉、当归、百合、胡桃肉之属。

血有滑者宜涩之止之，用棕灰、发灰、白及、人中白、蒲黄、松花、百草霜、百药煎、诃子、五味子、地榆、乌梅、文蛤、川续、断椿、白皮之属。

血有涩者宜利之，用牛膝、车前、茯苓、泽泻、木通、瞿麦、益母草、滑石之属。

血有病于风湿者，用荆芥、桂枝、葛根、秦艽、五加皮、羌活之属。

以上会卿所定诸品，乃治血之大略也，故摘而存之如上。

今之工医者务留心于时证，意非不善也。然而瘟疫之人，必由素禀之亏，兼以六欲七情浸淫日甚，则有猝中于一时者矣。故治瘟疫以攻病之标，不如治虚损以拔病之本。且时至今日，虽虽①之辈，大率强实者少，而虚损者多，气不化精，精不化血，阴阳之交惫，而百疾遂纷至而沓来。水火之俱亡，而一身且张皇而失据，岌岌乎殆哉！故吾之论证，首以虚损，而终以失血，盖窃取于《内经》标本兼治之义也。而中于伤寒一条剖晰颇详，愿与当世诸君酌之。

① 虽虽：疑为“唯唯”，此指生活处于下文所谓“张皇而失据”、无以自主而奔波谋生的人。

卷之四

诸证列方

加减东垣补中益气汤

人参五分减、黄芪（炒）、白术（炒）各一钱，甘草（炙）八分，当归一钱，陈皮五分，升麻、柴胡各三分。

上治劳倦，虚损伤脾，中气不足，清阳不升，外感不解，体疲食少，寒热疟痢，气虚不能摄血等证。用姜枣水煎，空心辰巳刻服。中气足者去人参，再加白术一钱。

仲景调胃承气汤

大黄、芒硝、甘草各五钱。

上治太阳阳明证，不恶寒反恶热，大便秘结，日晡潮热者。用水一大碗，煎七分，温服。按，此系张会卿新法，乃窃取仲景而为之者。唯中气实者可用，虚损忌。

减东垣半夏白术天麻汤

半夏一钱，野术二钱，神曲（炒）八分，麦芽、陈皮各一钱，茯苓、苍术、天麻、泽泻各五分，黄柏二分，干姜三分。

上治眩运，及足太阴痿厥等证。水二钟，煎七分，热服。中气陷者加黄芪八分。

洁古枳术丸

枳实（去瓤，麸炒）一两，白术（麸炒）二两。

上治痞积消食，健脾强胃。研末，荷叶裹蒸饭为丸桐子大，每服五十粒，仍用白术汤下。久服令人胃气强实，不再伤也。

按，此丸白术为君，健脾开胃，但佐以枳实，有推墙倒壁之功，亦寓攻于守之法。胃气素实者可用，脾气本虚者忌之。又东垣橘皮枳术丸，照前加陈皮一两，半夏一两，名橘半枳术丸，功用与洁古同。

香砂枳术丸

木香、砂仁（炒）各一两，枳实（麸炒）一两，白术（米泔浸炒）二两。

上破滞气，消宿食，健脾开胃，制服如术丸法。

曲蘖[①]枳术丸

神曲（炒）、麦柏（炒）、枳实（麸炒）各一两，白术二两。

上治强食多食，心胸闷满不快，制服如前丸法。

加味枳术丸

砂仁（炒）五钱，白术（泔浸土炒）一两，枳实（麸炒）五钱，陈皮、山楂、香附（炒）各一两，麦芽一钱。

上治脾胃虚弱，食积气滞，胸腹闷满。常服开胃健脾，畅胸顺气。小水不利者加车前、茯苓各钱不等，制服如术丸法。

青州白丸子

半夏七两，南星三两，白附子二两，川乌二两，俱生用。

上治男妇风痰壅盛，手足瘫痪，牙关紧急，痰喘麻木，及小儿惊风、呕吐等证，最为神效。诸药研为细末，用生绢袋盛，以磁盆贮井花水摆洗粉出，未出者以手揉摆，再擂再摆，以尽为度。然后日晒夜露，每日一换新水，搅而复澄。春五夏三秋

---

① 曲蘖（niè 聂）：酒曲。

七冬十日取出晒干，白如玉片，用糯米粉作醯糊①，丸如绿豆大，每服二十丸，生姜汤下，如瘫痪黄酒下，小儿惊风薄荷汤下六七丸。

局方三黄丸

黄芩、黄连、大黄各等分。

上治三焦积热，喉肿，膈痛，胸腹饱闷，小水赤涩，大便秘结。炼蜜丸梧子大，每服四五十粒，清水汤下，或淡盐汤亦可。此方为汤，名泻心汤。

隐君滚痰丸

礞石（硝煅金色）一两，大黄（酒蒸）、黄芩（去朽者）各半斤，沉香五钱。

上治湿热食积等痰，窠囊老痰。研末，滴水为丸，每服三五十粒，随人强弱加减。

凡服滚痰丸之法，临卧用温水口许送过咽便令睡。弗俯，俾药徐徐下。服后许久弗饮食，弗起坐，必使药气攻逐老痰秽恶等滞。由胸入腹，病甚者须连进二三次，壮人病实者须多至百十丸方见效。又青囊秘式礞石止用五钱，外加百药煎五钱，乃令周身涎痰聚于一处，然后利下最效。

隐君滋肾汤

何首乌（制）五钱，茯苓一两，泽泻五钱，肉苁蓉五钱，车前子三钱，乌药八分，甘草（炙）一钱。

上治肾虚水涩，头眩，足痹。水一大碗，煎八分服。

---

① 醯糊：即“稀糊”。

东垣调中益气汤

黄耆一钱，炙甘草、洋参、远志各五分，橘红、木香、苍术各二分。

上治湿热所伤，体重烦闷，口失滋味，痰涎稠粘等证。水煎空心服。一方加白芍五分，五味子十五粒。

仲景术附汤

白术一两，炙甘草二两，附子（炮，去皮）一两。

上治中寒中气不足，耳鸣头眩，胸颤呕恶，不知食味等证。姜一片，枣三枚，水二钟煎服，每次五六钱许。一方加苏合丸为引化服，连下三四次立效，又名白术附子汤。

东垣玉屏风散

黄芪（蜜炙）、防风各一钱，白术（炒）二钱。

上治虚损虚劳不寐等证。水一钟，姜三片煎服。

医统养心汤

归身、生地、熟地各二钱，茯苓、半夏各五分，泽泻、川续断各三分。

上治思虑不宁，怔忡不寐，体质素弱，病后失心等证。水一大碗，加灯心莲肉煎服。

仲景酸枣汤

酸枣仁二升，甘草一两，知母、茯苓、川芎各二两。

上治虚损虚劳，怔忡惊悸，不寐，耳鸣头重，胸腹痞满等证。用水八升煮酸枣仁得六升，纳诸药再煎取三升，服三次愈。东垣加生姜一两。

子和独圣散

甜瓜蒂不拘多少，微炒。

上治积聚痰涎，用水一升，入甜瓜蒂五六钱煎服。膝痛加全蝎，头痛及胃恶者服吐之。

会卿补阴益气煎

人参一二钱，当归二三钱，熟地三五钱多至一二两，山药（酒炒）二三钱，陈皮一钱，炙甘草一钱，升麻四五分，柴胡三五分。

上治虚损劳倦，精不化气，阴虚内乏以致外邪热结，寒吐，大便秘涩不通等证。水一大碗，煎七分服，随证加减。凡阴虚不足而兼表邪者最为神验，盖即补中益气汤之变方也。如火浮于上者去升麻，无外邪者去柴胡。

小分清饮

茯苓、泽泻各二钱，薏仁一钱，猪苓二钱，枳壳一钱，厚朴一钱。

上治小水不利，湿热内盛，不能受补等证。水一钟[1]半，煎七分，食前服。如阴虚水不能达者加生地、牛膝各二钱，黄疸者加茵陈二钱，无内热而寒滞不通者加肉桂一钱。

大分清饮

茯苓、泽泻、木通各二钱，猪苓、栀子（或倍之）、枳壳、车前子各一钱。

上治湿热秘结，小水不利，邪热畜[2]血，淋闭烦躁等证。

---

① 钟：通“盅”，没有把的小杯子。

② 畜：通“蓄”。

水一钟半，煎八分，食远温服。如内热甚者加黄芩、黄柏、知母各二钱，黄疸小水不利热甚加茵陈二钱，邪热畜血秘结加大黄二三钱，青皮、桃仁各一钱。

河间二仙保元方

龟胶一两，鹿角膏一两，肉苁蓉五钱，菟丝子五钱，破故纸五钱，杜仲一两，炙甘草八分。

上治素质亏损，卒倒眩晕，手足偏枯，不寐，泄泻，阳痿，厥冷等证。水二碗，煎八分，食前服。加重作丸，即仲景龟鹿丹。

元戎逍遥散

当归、白芍、白术、茯神、甘草、柴胡各等分。

上治肝脾血虚，目暗耳聋，及郁怒伤肝，头目肿胀等证。姜水煎服。

薛氏加味逍遥煎

当归、白芍、白术、茯神各一钱，丹皮、栀子各七分，柴胡五分，甘草八分。

上治肝脾血热，小水不利等证。姜枣煎服。即前逍遥散之加味方也。

集验鹿茸丸

鹿茸（酥炙）、熟地、当归、茯苓、山药、远志（姜汁浸炒）、枣仁（炒）、沉香、肉苁蓉（酒浸）各一两，麝香五分。

上治诸虚劳倦，补心肾，益气血。炼蜜丸桐子大，每服五十粒，盐汤下。此方盖即仲景鹿茸丹之意，而外加沉、麝二香，所以通气散血。若素禀亏者仍当裁去。

元化补髓丹

杜仲十两，补骨脂十两（用芝麻五两同炒，以芝麻黑色、无声为度），鹿茸四两（燎去毛，酒浸炒）。

上治老人虚弱，肾亏，阴痿精滑。用胡桃肉三十个，浸去皮捣成膏，入面少许糊为丸，每服百粒，温盐汤下。此方乃华公心得，而后世种子诸丸所衣钵也。古无种子名目，皆后人伪造，在元化则止此真丹尔。

补骨丸

甘州枸杞、鹿茸各四两。

上治老人肾虚，腰俯不能屈伸等证。系华公后八法秘方，炼蜜丸桐子大，每服百粒，淡盐汤下。

青囊仙传班龙丸

鹿角胶、鹿角霜、柏子仁、菟丝子（制）、熟地黄各八两，白茯苓、补骨脂各四两。

上壮精神，益气血，除百病，疗百损，老人虚人常服延年益寿。昔蜀中有道士酣歌酒肆，曰：尾闾不禁沧海竭，九转金丹都浪说。惟有班龙顶上珠，能补玉堂关下血。[1] 真人仲源索方传世，将胶先泡化，入药捣成糊，丸桐子大，每服六十四粒，淡盐汤下，或酒亦可。

宝鉴宣滞汤

木香、白术、桑白皮、陈皮各一钱半，茯苓一两。

上治脾湿气不宣通，头目手足浮肿，吹咀。每服七八钱，

---

① 尾闾……关下血：诗见于《全唐诗·蜀酒阁道人》："尾闾不禁沧溟竭，九转神丹都谩说。惟有班龙顶上珠，能补玉堂关下穴。"

水一大碗煎半，食前服。

柴胡四物汤

当归、熟地、白芍、川芎各一钱半，柴胡、半夏、黄芩、甘草各三钱。

上治诸虚积久，兼有微热，脉滑而数者。用生姜三片，水煎服。

三味建中汤

黄芪二钱，甘草一钱，官桂五分。

上治表虚自汗。姜一片，枣一枚，水煎服。

黄芪益损汤

人参、黄芪、当归、熟地、白术、茯苓、白芍、川芎、麦冬、甘草、山药、五味、木通、泽泻、丹皮、石斛、远志各等分。

上治男妇诸虚百损，五劳七伤，骨节疼痛，盗汗惊惕，脾胃亏乏，手足颓痹，中痰卒倒，肿胀烦满，遇热药则躁，遇寒药则痛，脉沉，腮赤，头眩，咽干，及小儿痘疡，并产妇淋血，衄血，吐血，短气急喘，不寐不仁等证。㕮咀。水一大盏，枣七枚，小麦五十粒，乌梅一个，同煎服八分。

大和中饮

陈皮一二钱，枳实一钱，砂仁五分，山楂二钱，麦芽一钱，泽泻、厚朴各钱半。

上治饮食留滞积聚等证。水一钟半煎七分，食远温服。胀甚者加白芥子，胃寒无火或恶心者加煨干姜一二钱，多痰者加半夏，疼痛者加木香、乌药、香附之属。

小和中饮

陈皮钱半，山楂二钱，茯苓、厚朴各一钱半，甘草五分，扁豆（炒）二钱。

上治胸膈胀满及妇人胎气满滞等证。水一钟半加生姜三五片煎服。呕者加半夏一钱，胀满气不顺者加砂仁七八分，火郁于上者加焦栀子一二钱，妇人气逆血滞者加紫苏梗、香附之属，胃寒者加肉桂、干姜。

茵陈饮

茵陈、白扁豆（炒）各钱半，泽泻一钱，煨姜钱半，甘草八分，白术（炒）二钱。

上治挟热泄泻，及湿热闭涩等证。水三四钟，煎两钟，不时陆续饮之，治热泻者一服可愈。

胃关煎

熟地一二三钱至一两，山药、焦干姜各三钱，白扁豆（炒）一二三钱，炙甘草二钱，吴茱萸七八九分，白术（炒）一两。

上治虚寒泄泻，或久泻不止，腹痛胸满等证。水一大盏，煎七八分，食远温服。气虚势甚者加人参七八分，精滑不禁者加乌梅二三个，或五味二十粒，滞闷不通者加当归一二钱，微有食积者加厚朴、陈皮一二钱，气虚下陷者加制附子一二钱，服后泻仍不止者加肉豆蔻一二十粒，面糊下，或破故纸亦可。

佐关煎

厚朴一二钱，山药、白扁豆（炒）各二钱，干姜一钱，炙甘草七分，泽泻、猪苓各二钱，肉桂一钱。

上治生冷伤脾，泄泻未久，肾气未损者即用此汤，以去寒湿，安脾肾，盖胃关煎之佐也。水一钟半，煎八分，温热服。

如腹痛者加木香五六分，或吴茱萸亦可，泄泻不止者或破故纸或白术皆用。

圣术煎

白术（用冬术，味甘佳者）五六钱至一二两，干姜（炒）、肉桂各钱半，陈皮酌用或不用。

上治饮食偶伤，或吐或泻，胸膈闷满，胁肋肿痛，或误用克伐等药致伤脏气，而脉息无力，志怯神倦者速当用此，不可因其虚痞虚闷而畏用白术，盖虚实之机，贵乎神悟也。凡胀滞觉甚者即用此煎，送神香散下最妙，若治寒湿泄泻呕吐等证，尤为圣药。水一钟半，煎八分温服。如气虚泻久者加人参、炙甘，名参术回生汤。

神香散

丁香、白豆蔻（或砂仁亦可）。

上治胸腹闷满，呕哕，寒痛，诸药不效者用此最神。研末糊丸，弹子大者酒磨化服，桐子大者淡盐汤送下。若寒痛大剧者加肉桂五六分。

十香丸

木香、丁香、沉香、小茴香、香附（炒）、陈皮、泽泻、乌药、荔核（煨焦）各等分，皂角（微火烧，烟尽为度）。

上治虚滞寒滞诸痛。水一钟半，煎七八分。甚者每味钱许，日服不拘。

导痰汤

陈皮、半夏、茯苓、甘草、枳壳（炒）各等分。

上治壅盛痰涎，及一切饮食痞块，中痰卒倒。用水一钟半煎七分，姜三片，食前服。

泻痰饮

陈皮、半夏、枳壳（炒）、砂仁、大黄、贝母各等分。

上治积痞，痰壅，喉间作声，手足瘫痪，胸腹满闷，大便秘结等证。水钟半，姜一片煎服。痰甚者连下三五次。

六安煎

陈皮一钱半，半夏一二钱，茯苓二钱，甘草一钱，杏仁一钱（去皮尖，切），白芥子七八分（年老气虚者不用）。

上治风寒咳嗽，及非风初感等证。水一钟半，老姜三五七片，煎七分，食远服。凡风寒初感，咳嗽而痰盛者最不易散，宜加北细辛一二钱，冬月风寒盛者加麻黄、桂枝亦可，头晕鼻塞者加柴胡、防风、白芷、川芎之属，滞满不顺者加当归、大黄、升麻之属，年老气虚及久病下利者忌服。

温胆汤

半夏（汤泡）、枳实、竹茹各一两，陈皮一两半，茯苓七钱，炙甘草四钱。

上治气郁生痰，梦寐不宁，怔忡惊悸，心虚胆怯等证。每服四五钱，生姜七片，枣一枚，水二钟，煎七分，食远温服，一方加远志一两。

十味温胆汤

半夏（汤泡）、枳实（麸炒）、陈皮各二钱，白茯苓钱半，党参、熟地、枣仁（炒）、五味各一钱，柴胡七分，甘草五分。

上治证同前，兼治手足浮肿，坐卧不安，心腹虚闷，饮食少味，梦遗精滑等证。水二钟，姜三片，黑枣一枚，煎八分，不拘时服。一方去柴胡，用远志（制）一钱。

局方二陈汤

陈皮、半夏（制）各三钱，茯苓二钱，炙甘草一钱。

上治痰饮，呕恶，风寒咳嗽，或头眩心悸，或中脘不和，或生冷受伤，或饮酒过多，脾胃不调等证。水二钟，生姜三五片，枣一枚，煎八分，食远稍热服。如吞酸呃逆者加丁香九粒，气滞甚者可一二钱，名丁香二陈汤。

丹溪加味二陈汤

苍术（米泔浸）、白术（炒）、陈皮各二钱，茯苓、川芎、香附各八分，枳壳、黄连（姜炒）、炙甘草各五分。

上治食郁痞满，气滞胸闷等证。水盏半，姜三片，枣一枚，煎八分，食远热服。

河间济众方

白石英、朱砂等分。

上治心气不宁，怔忡惊悸，清上膈风热，痰饮。研为细末，每服四五分，金银汤调下。

回仙厚朴汤

厚朴钱半，白术二钱，陈皮、半夏、枳壳、炙甘草各一钱。

上治大便气闭不通，不能饮食，小水清利者谓之虚秘，此汤主之。盖实秘者，食也，虚秘者，气也。水一钟半，姜三片，枣三枚，煎八分服。

葛翁归柴饮

当归一两，柴胡五钱，炙甘草一钱。

上治营虚不能作汗，及真阴不足，外邪难解者，此神方也。若大便溏者以冬术代当归亦佳。水一钟，煎半服。每服五六钱，或用生姜三五片，或加陈皮一钱皆可。

陈氏五味子汤

五味子、麦门冬各一两，黄芪五钱，粉草三钱。

上治诸虚百损，咽燥唇焦，胸满气滞。用水二钟煎半，日夜服数剂。

黄芪橘枣汤

黄芪一两，橘红三钱，枣仁（炒）一两，枳壳五分。

上治气闭兼微邪痰盛，头面浮肿。用水二钟煎半，日夜服数剂。一方加半夏五钱，一方加柴胡三钱。

良方黄芪散

黄芪、金钗（糯）、炙甘草、阿胶（酒浸，务须佳者）各等分。

上治心劳气虚，梦寐，怔忡惊悸，小便遗溺等证。每服一两为度，米汤调下。

钱氏远志饮子

远志肉、黄芪、当归、上党参、白茯苓、炙甘草各等分。

上治虚劳积久，呕血唾血，口腥舌黑等证。每服一两，米汤调下，或淡盐汤亦可。

元化山药丸

山药二两，菟丝子三两（酒浸煮），五味（拣净）六两，肉苁蓉四两（切片，酒浸炒），杜仲三两，牛膝三两（酒浸蒸），熟地、泽泻、山茱萸、茯苓、巴戟肉、赤石脂各一两。

上治虚损劳伤，耳聋目盲，少睡多思，顾影惊惕，撮空失据等证。常服壮肾水，健脾开胃，悦容固髓，令人却病。研末，炼蜜桐丸，每服三五十粒，食前温酒下，不饮者以米汤代之。

回仙还少丹

熟地黄二两，山药、山茱萸、杜仲（姜汤浸）、牛膝（酒蒸）各三两，巴戟肉、远志（姜汤泡）各二两，舶茴香一两，楮实子七钱，肉苁蓉（切片，酒炒）、菟丝子（酒煮）各一两，粉草五钱。

上治虚损失明，梦遗，白浊，胸腹瘀闷，老年风痹，病久失血，梦寐怔忡等证。研为细末，炼蜜糊丸，每服五十粒，淡盐汤下。此方不论老幼男妇皆可常服，胜于仲景还元丹。

二阴补脾汤

党参、白术、茯苓、厚朴（炒）、陈皮各一钱，炙甘、干姜（炒）、草果、麦芽（炒）各八分。

上治脾虚泄泻，腹满气逆，饮食不消等证。水一钟，煎八分，不拘时服。

丹溪补肺汤

人参、黄芪、茯苓、北五味、紫菀各七分，熟地黄、桑白皮各钱半。

上治虚劳咳嗽，水一钟，煎八分，入蜜少许，食远服。

严氏芪附汤

黄芪（蜜炙）、附子（制）各等分。

上治脾虚阳弱，自汗倦息。每服四钱，水一钟，姜三片，煎六分，食远服。

华公肾益汤

桑白皮三两，枸杞子五钱。

上治肾水自淋，不能起步。用黄酒升许煎三次，得二盏，空心服下，少睡再服，一剂神效。

局方五皮散

五加皮、地骨皮、大腹皮、茯苓皮、生姜皮各等分。

上治风湿客于脾经，以致头目虚浮，四肢肿满，胸胁膨胀，上气喘促等证，兼治皮水胎水。水一钟半，煎八分，食远温服。澹寮五皮散去五加、地骨，用桑白、陈皮，治小水不利，忌生冷、油腻、坚硬之物。

五味沉附汤

熟附子、干姜（炒）各一钱，白术、炙甘各钱半，沉香五分。

上治脾虚作寒，胃弱干呕。水盏半，姜五片，煎七分，食远服。

三因肾著丹

茯苓、白术各四两，干姜（炒）、炙甘草各二两。

上治肾虚气寒，腰冷如在水中，不渴，小水不利，饮食如故，腰下重痛如悬槌等证。㕮咀，每服四钱，水煎，食远冷服。一方用姜四两，白术二两，一方加杏仁二两，兼治脚气。

三因金刚丸

杜仲（姜汁炒）、肉苁蓉（酒洗）、菟丝子（制）、萆薢各等分。

上治肾损骨痿，不能起床宜此。遗精用猪腰子一个，捣丸桐子大，每服六七十粒，空心温酒下。

七味渗湿汤

炙甘草、苍术、白术各一钱，茯苓、干姜各二钱，丁香、橘红各二分半。

上治寒湿所伤，脾胃虚败，或小水赤涩，大便秘结。盖由湿地坐卧，或为阴雨之所袭也。水一钟半，枣一枚，姜三片，煎七分，食前服。痰盛者加半夏一钱，名八味渗湿汤。

半夏除湿汤

半夏曲、苍术、厚朴、茯苓各钱半，陈皮七分，藿香、炙甘草各五分。

上治中湿身体重著，腰腿酸痛，大便溏，小便或涩或利。水钟半，姜七片，枣三枚，煎八分，食远服。

羌活胜湿汤

羌活、独活各二钱，藁本、防风各一钱，蔓荆子、川芎、炙甘草各五分。

上治湿气所感，遍身疼痛者，乃通治湿证方法。水二钟半，枣三枚，姜七片，煎八分，食前服。如身痛无汗者加酒防己五分，附子二分。

东垣升阳除湿汤

升麻，柴胡，羌活，防风，半夏，益智仁，神曲，泽泻各五分，麦蘖面，茯苓，猪苓，陈皮，甘草各三分，苍术二钱。

上治脾胃虚弱，不思饮食，肠鸣腹痛，泄泻无度，小便黄，四肢沉困。㕮咀作一服，水三大盏煎三次，得一盏，去柤空心服。

仲景五苓散

白术、茯苓、猪苓各七钱半，肉桂五分，泽泻一两二钱半。

上治暑热烦躁，霍乱吐泻，小便不利，口渴，舌燥咽痛等证。古法研为细末，白汤调下，日三服。今法以水煎下。

四苓散

即前五苓散去肉桂。

二十七味流气饮

紫苏、青皮、陈皮、厚朴（制）、炙甘草、香附（炒）各四两，木通二两，大腹皮、丁香皮、槟榔、木香、肉桂、草果、藿香、莪术（炮）各一两半，麦冬、党参、白术、赤茯苓、木瓜、白芷、半夏、枳壳（炒）、石菖蒲各一两。

上调荣卫，治三焦，去积痞，消肿胀，顺脾胃，安肾水，最为要药。每服四钱，姜三片，盐一撮，枣一枚，水煎七分送下。

四磨饮

沉香、厚朴、槟榔、枳实各等分。

上治诸逆气。四味用白汤磨饮，或用白酒磨亦可，兼养正丹送下尤佳。《济生方》用人参，无沉香。本方加木香名五磨饮。

仲景柏子养心丸

柏子仁（鲜白不油者，以纸裹槌）、白茯神、生地黄、当归身、薏苡仁各二两，五味子、黑芝麻、犀角（镑）、甘草各一两。

上治素禀亏损，劳心太过，心肾不交，梦遗，白浊，发热盗汗，惊忡等证。每服三钱，水一碗，煎七分服。或用蜜炼丸如芡实大，金箔为衣，午后、临卧各津咽一丸，最能已病。

万氏旋神饮

人参、白术、当归、熟地、白芍、麦冬、茯神、白茯苓、莲肉、五味子、炙甘草、桔梗、半夏曲各五分。

上治劳瘵，增表寒，壮热，口枯舌燥，自汗，烦躁，咳唾失血，瘦剧，困倦等证。水钟半，乌梅一个，红枣一枚，煎七分，食远服。如嗽加阿胶，胀满加木香，以湿布包炮，或加沉香亦可，若胃闭不思饮食者加扁豆五分。

钱氏正心汤

人参、白术、当归、生地各一钱，羚羊角（镑为末）、远志各七分，辰砂（研细）五分。

上治虚损失心，自言自笑，不知所苦，或七情五志感触虚邪，谵语，梦遗，惊惕不常等证。水钟半，莲子七枚，煎八分，入麝香五分和匀，食后临卧服。

华公清心散

人参、当归、远志各一钱，黄芪八分，麦冬五分，辰砂（研）三分。

上治积久劳损，谵语，好忘，不思饮食，合眼梦遗等证。与前方为表里，此稍胜。水钟半，飞砂其上，煎七分，空心服。有微感者加柴胡五分。

仲景久治方

党参、白术、黄芪、茯苓、麦冬各二钱，白芥子一钱，苏子、神曲、甘草各五分，北五味三分，肉桂一分。

上治虚劳之人不可日离药饵，如参、术、苓、甘之类，日日煎服才好，否则即昏眩怔忡者。水钟半，煎七分服。心不宁加生枣仁一钱，不寐加熟枣仁一钱，远志一钱，饱满加白芍一钱，口渴加当归二钱，熟地三钱，梦遗加芡实三钱，山药三钱，饮食不开加麦芽一钱，山楂三四粒，头痛加蔓荆子一钱，胁痛加赤芍一钱，有外感加柴胡一钱，有痰加半夏五分，咳嗽加桔梗一钱，有浮游之火加元参二钱。可常常服之，斟酌以治之，最为神效。

元化擘心丹

人参一钱，大黄一钱，柴胡八分，远志五分，泽泻一两二钱五分。

上治上焦气脱胃绝，火结膀胱，大便秘结硬痛，神思昏困，颜色惨沮，喘急脉啄①，至危之证。水煎，入蜜或苏合油少许，温汤箝②齿灌下。其有老痰者加甜瓜蒂一个，小便绝者加车前子一钱，脚气入胁，不知痛苦，但作寒颤者加附子五分，神效。

仲景葆元丹

人参、黄芪、龟胶、鹿茸、菟丝子（制）、虎胫骨（酒洗，乳蒸）、肉苁蓉（切片，酒蒸）、大熟地（九蒸晒）、白茯苓、茯神、车前子、广皮各等分。

上治色欲劳伤，阴亏阳痿，脚痹腰痛，精滑，大便泄泻，小水短数，甚或劳瘵咯血，自遗盗汗，麻木不仁，四肢不举。用酒三升和水一大碗，研药人末煎令三沸，出租，成胶，用竹刀切成块，晨起温酒服三片，最能却疾养生。一方加白术、川芎，一方加杜仲、牛膝各等分，皆可。

雷君保精汤

杜仲一两，山药一两，莲子五钱，茯神二钱，枣仁（炒）一两。

---

① 啄：指雀啄脉。

② 箝（qiánq 前）：通“钳”。

上治虚劳精滑，淋浊，梦遗。水二钟，服三钱，煎八分，食前下。服后加白糖五钱拌匀，和渣同饮，十日无间，愈矣。

桐君收汗生阳汤

人参三钱，当归一两，山茱萸五钱，熟地一两，柏子仁三钱，北五味四钱。

上治虚损阴亏阳弱，勿论有病无病，一时汗如雨下，汗尽止气未绝，最危之候。水煎，连服二剂，神效。人参实无他味可代，在人之病势何如耳。

雷君养老丸

熟地八两，巴戟天、山茱萸、山药、芡实各四两，薏仁、牛膝各三两，北五味、车前子各一两。

上治老人气血两亏，饮食不化精，而变为痿厥、运眩、卒倒等证。研为末，炼成丸，每日服五钱，盐汤下。

仲景全幼丸

熟地、砂仁（炒）二两，山药、芡实、茯苓、车前子各三两，地栗粉、生首乌、鳖甲各四两。

上治小儿过伤饮食，胃败而脾亦败，脾败而肺金亦伤，肺伤而肾水更涸，变为劳瘵、唾血、鸡胸、犬肚等证。研为末，蜜成丸，每日服五钱，白滚汤下。

济生平胃散

当归、白芍各五钱，白茯苓一钱，贯仲七分，山楂五分，甘草四分。

上治虚寒滞食，积留肠胃，闷满呃逆等证。水一钟，煎七分温服。若积滞之甚者加枳壳一钱，有痰加半夏五分，胃脘痛者加赤芍一钱，连心作痛者加栀子一钱，或荆芥、黄连参用少许。

越人百善方

熟地、白术、茯苓各三钱，山药二钱，枸杞子、麦冬、芡实各一钱，神曲五分，蔓荆子三分。

上治虚劳之人饮食少思，四肢无力，怔忡惊悸，或失血或亡汗之后，不宜用偏寒偏热之药，只须中和良品渐渐保合，庶免后患。水一钟半，枣一枚，煎八分，食远温服。一方加当归、白芍二钱，菟丝子五分，远志八分。

华公玉女煎

白术五钱，茯苓三钱，白芍二钱，吴茱萸、北五味、炙甘草各一钱，枳壳五分。

上治脾虚泄泻，积久亡阴，阴亡既多，元阳亦脱，小水秘缩，大便纯下清水。水钟半，姜一片，椒七粒，煎八分，食远热服。一方加苏叶、泽兰。

仲景散郁方

柴胡、白芍、丹皮、薄荷、当归、半夏、白术、茯神、炙甘草各一钱，枳实八分。

上治虚损之人猝为怒气所伤，胸膈郁闷，惊汗失心，寒热不常，手足麻木等证。必须外散兼以内治，表里两得之法。水钟半，银杏壳一撮，煎八分温服。小水短缩者加车前子一钱，胃气不接者加人参三分，头疼两太阳作痛者加升麻、柴胡少许。

局方四积散

当归、白芍、泽泻、川芎、牛膝各二钱，白豆蔻、木通、沉香、广皮各一钱，甘草五分。

上治脾胃不和，大便秘结，或胸膈痞满，积滞不利，呕吐、呃逆等证。水钟半，生姜一片，竹叶七片，煎七分服。日二剂，不拘时。

仲景清灵煎

人参一钱，黄芪二钱，山茱萸、白茯苓、制半夏、神曲、丁香各钱半，附子八分。

上治虚劳积痞，湿客大肠，头目浮肿，手足厥冷，气陷，喘急，脉数而滑等证。水一钟，核桃肉三个，黑枣二枚，煎八分，食远温服。小水不利加泽泻、车前，四肢疼痛加羌活、苏叶，头痛加蔓荆子，腰俯加杜仲、秦艽。

东垣秘枕方

白术、茯苓、薏仁各三钱，天花粉二钱，陈皮一钱，益智仁、人参各三分。

上治脾虚生湿，老痰凝滞，昏晕，厥逆，怔忡，痰火，及外感风寒，咳嗽声哑等证。水钟半，红枣一枚，炮姜一钱，煎八分，食前服。一方加泽泻、柴胡，一方加炒米仁、钗斛。

万氏安真饮

阿胶四钱，龟胶三钱，北五味、薏仁、酸枣仁各二钱，仙茅、芡实各一钱。

上治阴虚失血，鼻塞脑胀，手太阳经厥冷，及妇人产后误用克伐，以致淋血、衄血、吐血、呕血、咯血等证。水一盏，藕节三个，黑枣一枚，煎八分，食远温服。有微感者加柴胡五分。

索矩三和汤

陈皮、藿香、白术（炒）、茯苓各一钱，紫苏七分，海金沙、木通各五分。

上治脾湿食滞，上焦气闭，胸腹闷满。水钟半，枣一枚，姜一片，煎八分，食远服。

陈氏健脾散

党参、白术（炒）、肉果（煨）、扁豆各二钱，丁香、藿香、枳壳、杏仁（制）各五分。

上治脾胃虚损，饮食停滞，气闭不通，大便微热，小水清利等证。水钟半，枣一枚，姜一片，食远服。

仲景人参豆蔻汤

人参、炙甘草、白豆蔻、石菖蒲各五分，白术、陈皮、萝蔔子①（炒，研）当归、厚朴各八分，丁香、藿香各三分。

上治虚劳食积，气闭，中满，耳聋目暗，小便赤涩，大便热结等证。水钟半，黑豆数十粒，粟米一撮，姜一片，煎七分，食前服。一方加车前，一方加泽泻，一方加杏仁。

天师坚软汤

熟地黄一两，山茱萸四钱，麦门冬、白茯苓、当归身各三钱，北五味一钱，芡实、附子各五分，炙甘草八分。

上治素禀本虚，每到伏天沉困无力，悠悠忽忽，惟思眠睡，一睡不足再睡，再睡不足三四睡，或梦遗不止，或夜热不休，俗谓之注夏。此皆肾水泄于冬时，夏月阳胜，阴无以敌，急须峻补肾水，水满而骨髓充足，则身有力而气不下陷矣。此方最要。水二钟，姜一片，红枣一枚，煎八分，食后临卧时温服。若小儿十岁以上，天癸未至，而亦有犯前证者，是乃贪食瓜果，生冷积于胃间，胃弱脾虚，肾水亦涸。照方减半，加山楂二钱，

① 萝蔔子：即莱菔子。

枳壳一钱，莺粟囊[1]一个煎服。

河间千金散

龟胶、鹿角胶、上党人参、茯神、枣仁（炒）各三钱，益智仁一钱，柏子仁二钱，芡实、白术各三钱，北五味钱半，炙甘草八分，橘红三分。

上治男妇一切虚劳，脾胃不和，饮食少味，怔忡惊悸，不寐，梦遗，脚痹手颤，口燥，胸陷等证。水钟半，盐一撮，枣一枚，煎八分，食后温服。加辰砂三分，即名千金疗癫饮。

仲景全神方

当归、白芍、党参各二钱，陈皮、枳壳、丁香、小茴香各八分，杜仲、秦艽各一钱，甘草五分。

上治虚劳受邪，湿气客于两脘，饮食闭滞，胸腹烦满，腰酸腿痛等证。水钟半，青盐一撮，红枣两枚，白果三个，煎八分，食远服。一方加柴胡，一方加独活。

东垣散郁汤

香附、砂仁、丁香、大腹皮、海石、青黛、陈皮、小斛各等分。

上治腹臌气闭，头目浮肿，二便热结，及妇人胎气重坠。水一钟，服三钱。一方加羌活、滑石，一方加柴胡、防风，皆当斟酌。

东垣清热益气汤

上党参、黄芪、升麻、苍术各一钱，白术（炒）、神曲（炒）各八分，陈皮、炙甘草、泽泻、青皮各五分。

---

① 莺粟囊：即罂粟壳。

上治湿热伤脾，胸满腹胀，肢节疼痛，小水黄数，大便溏泄，口干舌燥，不思饮食。水煎温服。

仲景回阳大补汤

人参一钱，白术、附子、肉桂各钱半，麦冬、天冬、生地、熟地、炙甘草、茯神各二钱，泽泻、车前子各五分。

上治阴阳两脱，营卫俱虚，久病积劳，半身不遂，耳聋声哑，似风非风，久痢久泻，胃浮，脉促，速用此汤，有起死回生之妙。服后仍用理中益气汤或七福饮以调之。水一钟，姜三片，煎七分服。

丹溪大补丸

黄柏（盐酒炒）二两。

上治阴火。米粥丸。血虚四物汤送下，气虚四君子汤送下。

丹溪大造丸

制首乌、败龟板（酥炙）各二两，杜仲（酥炙）、黄蘖（盐酒炒）各两半，牛膝（酒洗）、天门冬、麦冬各一两二钱，熟地黄二两半。（用砂仁末六钱，茯苓二两，一块同稀绢包，入好酒煮七次去茯苓，夏加北五味六钱。）

上治阴虚血热，能使耳目聪明，须发鬒黑①，有夺造化之功，故名大造。亦治心风失志，虚劳水亏诸证。除熟地黄另杵外，共为末，用酒煮，同地黄膏捣成丸桐子大，或蜜丸亦可。每次七八十粒，盐汤、姜汤送下。旧有紫河车一具，今删。妇人用当归二两，去龟板。男子遗精、白浊，妇人带下，加牡蛎七八钱。

---

① 鬒（zhěn 枕）黑：头发稠黑貌。

仲景栀子仁汤

栀子、升麻、柴胡、黄芩、石膏、知母、甘草各一钱，豆豉百粒。

上治发热，潮热，面赤，咽痛。水煎温服，一方去豆豉，加杏仁。

丹溪大补地黄丸

黄柏（盐酒炒）、熟地（酒蒸）各四两，当归（酒洗）、山药（炒）、枸杞各三两，白芍、山茱萸、知母（盐酒炒）二两，生地二两五钱，肉苁蓉（酒浸）、炙甘草各一两半。

上治精血枯涸，躁热烦乱。研细末，炼蜜为丸桐子大，每服六七十丸，空心淡盐汤下。

丹溪补阴丸

黄柏（制）、知母（制）、熟地（酒洗）各三两，龟板（酥炙）四两，白芍、当归、牛膝各二两，虎胫骨（酥炙）、琐阳（酥炙）、陈皮各一两。

上降阴火，滋肾水。研末，酒煮。羯羊①肉为丸，桐子大，每服六七十粒，姜盐汤或酒送下。一名虎潜丸。

子和茶调散

瓜蒂二钱，好茶一钱。

上治积痰。水一钟，姜一片，煎服，或齑汁调下。

仲景竹叶石膏汤

石膏一两，竹叶二十片，半夏、甘草各二钱，麦冬、党参

① 羯羊：被阉割过的公羊。

各三钱，粳米一撮。

上治阳明汗多而渴，喉燥喜水，水入即吐，及暑热烦躁等证。水三钟，姜三片煎服。此系会卿新方，分两非仲景旧法。一方云石膏二钱，人参一钱，其他以递减之，用者当酌宜也。

六味竹叶石膏汤

石膏（煅）二钱，淡竹叶、桔梗、半夏、陈皮、甘草各一钱。

上治胃火盛而多渴，水煎温服。若胃虚火盛者加黄芪、生地、当归、川芎、麦冬，名竹叶黄芪汤。按：后方去川芎为善。

诸柴胡饮

柴胡一二钱，厚朴、陈皮、防风、细辛、甘草各一钱。

上治凡感四时不正之气，以致寒热如疟等证。但外有邪而内兼火者须加凉散。水一钟半，煎七八分，温服。如内热甚者加连翘一二钱，外邪甚者加薄荷叶一钱，热在胃脘者加枳实一二钱，心火盛者加知母一钱，或石膏五分。此加味一柴胡饮也。

陈皮钱半，半夏二钱，细辛一二钱，厚朴钱半，生姜三五七片，柴胡钱半（或二三钱），甘草八分。

上治凡遇时感，或其人元气充实，脏气素平无火，及时逢寒胜之令，本无内热等证。水钟半，煎七分，温服。如邪盛者可加羌活、白芷、防风、紫苏之属，择而用之。头痛不止者加川芎一二钱，多湿者加苍术一钱，如阴寒气盛必须加麻黄八分，或桂枝一钱，不必疑也。此二柴胡饮也。

柴胡二钱，白芍钱半，炙甘草、陈皮各一钱，生姜三五片，当归一二钱（溏泻者易以熟地）。

上治素禀阴分不足，或肝经血少，而偶感风寒，或外感不深，可兼补散者，或病后产后感冒，不得不从解散，而血气虚弱，未能外达者，宜此主之。水一钟半，煎七八分，温服。如微寒咳嗽者加半夏一钱。此三柴胡饮也。

柴胡一二钱，党参三钱，炙甘草、生地各二钱，厚朴八分。

上治素禀元气不足，或因劳倦饥饿而外感风寒，或六脉细数，正不胜邪等证。必须培补元气，兼以解散，庶几可保。若但知散邪，则元气愈亏矣。水钟半，煎七八分，温服。如胸膈闷满者加陈皮一钱，亡阳之甚者去党参，加人参一钱。此四柴胡饮也。

柴胡一二三钱，当归、白术、熟地各三钱，白芍钱半，炙甘草一钱，陈皮酌用或不用。

上治中气不足，而外邪不能解者，以此为主。与四柴胡饮相表里，但四柴胡饮止调气分，此则兼培气血以逐寒邪，尤切于时用者也，凡伤寒、疟疾、痘疡皆所宜用。水一钟半，煎七分，食远热服。如寒盛无火者减白芍，加生姜三五七片，或煨干姜一二钱，或再加桂枝一钱，脾滞者减白术，久疟下痢者加重白术，头疼者加川芎，腰痛者加杜仲，脾虚阳脱者加升麻一钱。此五柴胡饮也。

已上五柴胡饮，一水二火三木四金五土，分配甚精，弗论王相岁宜[①]，皆医家所必用，但须加减尔。

正柴胡饮

柴胡二钱，防风一钱，陈皮钱半，白芍二钱，甘草八分，生姜三五片。

上治外感风邪，发热恶寒，头疼身痛，痎疟初起等证。凡

① 王相岁宜：指不管什么身份和年龄都适合。

气血平和，宜从平散者主之。水钟半，煎七八分，热服。如热极生渴者加葛根一二钱，胸腹有微滞者加厚朴一二钱，湿胜者加苍术一钱，阴寒邪不能散者加麻黄一钱，去浮沫用之，或苏叶亦可。

仲景大柴胡汤

柴胡半斤，半夏半斤，黄芩三两，厚朴三两，生姜（切）五两，枳实四枚（炒），大枣十二枚（劈），大黄二两。

上治表证未散，里证又急，汗下兼行，用此主之。八味入大锅，以水一斗二升，煎取六升，去渣再煎，温服一升，日三服。一方去厚朴，名七味柴胡饮。

仲景小柴胡汤

柴胡半斤，半夏半斤，黄芩、生姜、甘草、党参各三两大，枣十二枚（劈）。

上治邪在肝胆，半表半里之间，寒热往来，喜呕，或日晡发热，大便闭结等证。七味以水斗二升入锅，煎取三升，服一升，日三服。若胸中烦而不呕，去党参、半夏，加栝蒌实三枚，若心下悸，小水不利，去黄芩，加茯苓三两，咳嗽去党参、大枣、生姜，加干姜三两。此汉时古数也，服之虽效，但恐难于抵当耳。今方用柴胡一二钱，半夏、黄芩各二钱，党参一钱，甘草八分，五味入姜枣，水煎服，良妥。

薛氏加味小柴胡汤

即前方加丹皮、栀子。治乳母肝火发热，致儿为病，及风热生痰等证。亦名柴胡栀子散。

良方加味小柴胡汤

即前小柴胡加枳壳、牡蛎粉。治伤寒胁痛，及少阳、厥阴发热疼痛等证。枣二枚，姜二片，水二钟，煎服。

仲景柴胡白虎煎

柴胡二钱，石膏三钱，麦冬、黄芩各二钱，细甘草七分。

上治阳明湿热，及风湿脾火，并外邪头痛，络滞脉实等证。水一钟，竹叶二十片，煎服。

张氏活络饮

当归、白术、川芎、羌活、独活各一钱，甘草五分。

上治风湿伤肝，经络浮散，及妇人久泻经闭，手足瘫痪等证。水一钟半，姜一片，藕节一个，煎七八分，食远温服。亦名安肝煎。

金匮黑锡丹

破故纸四两（炒香），杜仲（净）八两（姜汤泡），核桃肉十两。

上治肾虚腰痛，益精助阳，乌须，壮脚力。妇人随证用，吞服神效。研为末，用蒜四两捣膏和丸桐子大，每服三五十粒，空心温酒送下。一法不用蒜，以酒糊成丸，或炼蜜为丸，服者更佳。按：此方可加巴戟肉、大茴香、肉苁蓉诸品。亦名青娥丸。

加味青娥丸

破故纸（炒）、小茴香（盐水渍）、胡芦巴（炒）各四两，杜仲（姜汁炒）三两，核桃肉二十五个，莲蕊一两，穿山甲（酥炙）五钱半。

上治诸虚不足，助益阴阳，美容颜，健腰膝，止腰痛，尤效。研为末，将核桃肉捣碎，用酒煮面糊丸梧子大，每服三十丸，空心青盐汤温服。

海藏平中散

茯神、远志、栀子各三钱，泽泻二钱，杏仁、款冬花各一钱，炙甘草八分。

上治中气虚弱，饮食留滞，膀胱火盛，小水赤数，大便热结等证。水一碗，姜一片，枣一枚，陈橘皮少许，煎八分，食前温服。

诸方开列于下

钱氏不换金正气散

厚朴（姜制）、藿香、半夏、陈皮、苍术（米泔浸）各一钱，甘草八分。

上治脾气虚弱，寒邪相搏，痰停胸膈，致发寒热，或作疟疾，或受山岚瘴气诸毒。姜枣水煎服。

万氏正气散

苍术（米泔浸炒）、厚朴（姜汁炒）各四两，党参、白茯苓各一两，藿香、半夏（制）、橘红、木香（湿纸裹煨）、炙甘草各三两。

上治脾虚胁痛，或伤生冷，或疫疠，或瘴疟。姜枣水煎服，每服一两许。

三因白术汤

白术一两，苍术一钱。

上治中湿骨节疼痛。酒一升煎服，不能饮者以水代之。

丹溪清气化痰丸

南星（制）三两，半夏（制）、枳实、陈皮各四两，杏仁

（去皮尖）、茯苓、葛根、香附各一两，甘草随用。

上治上焦痰火壅盛，咳嗽，烦热，口渴，胸中痞满。研细末，姜汁糊丸桐子大，每服五十粒，姜汤下。

法制清气化痰丸

南星（去皮）、半夏各四两，用皂角、白矾、干姜各四两，入水五碗，煎取三碗。去柤，却入南星、半夏浸二日再煎，至星、夏俱无白点为度。晒干加后药：陈皮、青皮、苏子（炒）、神曲（炒）、麦芽（炒）、杏仁（去皮尖）、茯苓、葛根、香附、山楂、莱菔子（炒，另研）各二两。

上治顺气快脾，化痰消食。研细末，姜汁糊丸桐子大，每服六七十粒，临卧时温汤送下。

仲景三仙丸

南星、半夏、香附各等分。

上治一切湿痰痰饮，胸膈痞满，痰涎不利，头目不清等证。研末，姜汁浸糊，蒸饼为丸，每服三五十粒，空心淡姜汤下。

丹溪白螺丸

白螺蛳壳（墙上年久者，烧）、滑石（炒）、山栀、香附、陈皮、半夏（制）、南星（制）、木香、枳壳、杏仁（研）、甘草各等分。

上治痰涎入络，胃脘作痛。南星、半夏入水先煎，晒干，杂诸药蒸饼为丸绿豆大，每服五十丸，空心姜汤下。春加川芎，夏加黄连，冬加吴茱萸。

丹溪黄瓜蒌丸

瓜蒌仁，半夏，山楂，神曲（炒）各等分。

上治食积作痰，壅滞，喘急。研末，瓜蒌汁糊丸，姜汤下，五十粒，不拘时服。

丹溪杏仁萝蔔[1]子汤

杏仁、萝蔔子各一两。

上治食积，痰饮，痞满。水一钟，姜一片，煎七八分，温服。

本事竹茹汤

南星、半夏、茯苓、山楂、甘草各一钱。

上治胃热，痰逆，喘急，口燥。水钟半，姜三片，竹茹一弹许，枣一枚，煎八分，温服。

局方嘉禾散

白茯苓、砂仁、薏仁（炒）、枇杷叶（去毛，姜炙）、白豆蔻、炙甘草、丁香、人参、白术各五分，木香（磨汁）、杜仲（姜汁炒）、陈皮、青皮、大腹皮（洗）、石斛（炒）、藿香、谷芽（炒）、半夏曲（炒）、神曲（炒）、随风子、槟榔各三分。

上治脾胃不和，气逆生痰，喘促，烦闷，不能饮食，及五噎[2]五膈等证。水二钟，姜三片，枣三枚，煎七分，食远服。五噎入柿干一个，五膈入薤白三寸。亦名神谷散。

仲景枇杷叶煎

枇杷叶（刷去毛）、橘红各三钱，生姜一钱。

上治五噎立效。水煎温服。

丹溪杏仁栀子饮

杏仁（研）、栀子（炒）、淡竹叶各一钱，陈皮八分，薄荷

---

① 蔔：原作“□”，据下文改。

② 五噎：指气噎、忧噎、食噎、劳噎、思噎五种噎病，也称五膈。

二钱。

上治痰湿入胃，饮食饱闷，咽喉肿痛，大便热结。水一钟，姜三片，煎七八分，食远凉服。

仲景抵当汤

水蛭三十条（熬），虻虫三十个（煞去翅、尾），桃仁二十个（去皮），大黄三两（酒浸）。

上治伤寒热在下焦，少腹硬满，其人发狂，小水自利者，下血乃愈，以太阳病瘀热在里也。四味以水五升，煎取三升。又，抵当丸亦即此四味。

宣明三棱丸

莪术（醋浸炒）、三棱各三两，麦芽（炒）、泽泻、半夏各一两。

上治血瘀血瘕，食积，痰滞。用好醋一钟，煮干焙为末，醋糊丸桐子大，每服四十丸，淡醋汤调下，痰积姜汤下。

子和稀痰散

牙皂（去皮，弦）一钱，桃仁二十个（去皮，研）。

上吐积久，顽痰，泻下，瘀血。二味为末，入水二钟，煎七八分，食远服。

河间益元散

粉甘草一两，桂府滑石（飞）六两。

上治中暑身热烦闷，小水不利。河间云：治痢之圣药，分利阴阳，去湿热，其功大矣。一名六一散，一名天水散。每服一二钱，姜汤下。一方加辰砂，名辰砂益元散。一方加牛黄，治烦躁不得眠。

仲景加味二妙丸

归尾、川牛膝、川萆薢、防己、龟板（酥炙）各一两，苍术（米泔浸炒）四两，黄柏（酒浸干）二两。

上治两足热痹，疼痛如火燎，从两脚跗①热起，渐至腰胯，或麻木痿软，皆缘湿热为病，以此主之。研为末，酒煮面糊成丸桐子大，每服百丸，空心姜盐汤送下。

集要二神汤

苍术（炒）、黄柏（炒）各三钱，甘草、羌活各二钱，白芍、陈皮各一钱，葳灵仙（酒洗）五分。

上治湿热在经，筋骨疼痛。水煎，空心服。痛甚者加姜汁辣饮之。

东垣苍术汤

苍术三钱，柴胡二钱，防风、黄柏各一钱。

上治湿热腰骨疼痛，水煎，空心服。头痛者，加川芎一钱。

海藏六神丸

神曲（为糊）、麦芽（炒）、茯苓、白芍、木香（煨）、黄连（炒焦黑）各等分。

上治泄泻下痢，赤白兼作，或腹痛不食，或久而不止。水钟半，煎七分，温服。一方去白芍，用枳壳（麸炒）。

河间芍药汤

白芍、黄芩各二钱，甘草一钱。

上治泻痢腹痛，或身热后重，脉滑数，脓血稠粘，及阴虚

① 跗（fū夫）：脚背。

内热，衄血吐血等证。水钟半，煎七八分，姜汤下。一方加黄连、当归，治脓血太甚。一方加肉桂五分，治腹痛太甚。一方白芍加重六钱，此即仲景黄芩汤，但分两不等尔。

宝鉴木香槟榔丸

木香、槟榔、青皮（去瓤）、陈皮（去白）、枳壳（麸炒）、蓬术（煨炒）、黄连各一两，黄柏（去皮）、香附（炒）、大黄（炒）各三两，黑丑（去头，取末）四两。

上治一切气闭，胸腹胀满，胁肋烦痛，大小便秘结等证。滴水为丸豌豆大，每服三五十粒，食远姜汤送下。

裴秀备急散

巴霜、大黄、干姜各等分，俱为末。

上治胃中停积生冷之物，腹中作痛如锥，及胀满，下气，猝暴百病中恶客忤口禁，猝死等证，捷如影响。和匀，炼蜜石臼中，杵千余下如泥，丸如小豆大，临卧时温水调一粒下，气实者可二三丸。如猝病，不计时候服，口禁猝死即箝口折齿灌之。易老名独行丸，《脾胃论》名备急大黄丸。孕妇忌服。

仲景麻黄汤

麻黄、桂枝各三两，甘草一两，杏仁七十个。

上治伤寒发热，或无汗恶寒，及身痛等证，乃峻逐阴邪之方也。四味以水九升，先煮麻黄，减二升，去沫，纳诸药煎取三升半，出柤，温服八合，覆令取汗。一方加白术四两，名麻黄加术汤，治风湿。

仲景麻黄附子细辛汤

麻黄（去节）、细辛各二两，附子一枚（炮，去皮，切八片）。

上治少阴伤寒初得时，脉虽沉而反发热者，此阴分之表证也，宜此主之。兼治寒气厥逆，头痛脉沉细者。三味以水一斗，先煮麻黄，减二升，去沫，纳药煎取三升，出柤，温服一升，日三服。

仲景桂枝汤

桂枝（去皮）、麻黄（去节）、芍药、生姜各二两，甘草一两，大枣十二枚。

上治太阳经伤风发热，自汗，恶寒。六味以水七升，先煮麻黄，减二升，去沫，纳诸药煎取一升八合，出柤，温服六合。一方加黄芪二两，治风湿脉浮者。一方加大黄二两，治痢。一方加括蒌根二两，治痓①。

仲景桂枝麻黄各半汤

桂枝（去皮）、麻黄（去节）、白芍、炙甘草、杏仁各一两，大枣四枚（擘）。

上治太阳伤寒如疟状，发热恶寒，不能得汗，兼热多寒少而身痒者。水五升，煎取三升，食远服。服已须臾，强进薄稀粥一碗余，以助其力。温覆一时许取汗，但得遍身微似有汗者佳，如水流漓，病必不救。

仲景升麻葛根汤

升麻、葛根、白芍、甘草各等分。

上治伤寒阳明经病，目痛，鼻干，不眠，自汗，恶寒发热，及小儿疮疹疫疠等证。水二钟，煎一钟，寒者热服，热者温服。

---

① 痓：即“痉”。

仲景葛根葱白汤

葛根、川芎、荆芥、陈皮、生姜各二钱，甘草一钱，葱白五寸。

上治伤寒已汗未汗，头痛。水钟半，煎一钟服。如头痛甚欲裂者，用莲须、葱白片许。

张公消风百解散

荆芥穗、麻黄、白芷、陈皮、苍术各一钱，甘草五分。

上治四时伤寒发热头痛，鼻塞声重，风寒咳嗽等证。水一钟，加葱姜煎八分服，嗽甚者加乌梅一个。

局方消风散

麻黄、羌活、川芎、蝉蜕、僵蚕、炙甘草、党参各等分。

上治风邪入骨，发热恶寒，不能得汗，筋络疼痛，及阴血脓毒，发背癰疽等证。水煎热服。若元气暴脱者去党参，用人参加黄芪等分。

仲景败毒散

人参、茯苓、枳壳（炒）、甘草、川芎、羌活、独活、前胡、柴胡、荆芥穗各等分。

上治四时伤寒痁疠，憎寒发热，手足麻木，胸腹凝结，大小便秘涩不通，及岭南烟瘴、疫疠一切等证。客中不可少缺，当顺时酌病服之，最为保命金丹。水三钟，姜三片，食远温服。

东垣驱毒汤

甜瓜蒂、薄荷、荆芥、蝉蜕、油核桃各等分。

上治阴分伤寒，欲下不下，欲汗不汗，法当以吐为主，兼用解散等味，此方最要。水一大碗，煎七八分，空心服。若病暴甚者随时灌下，服已仍不吐，则以鹅翎蘸甜瓜蒂末探喉刷之。

仲景中庸方

川连、槟榔、薄荷、青蒿子、香薷、枳壳、荆芥、砂仁、木香、木通、天花粉、甘草各等分。

上治一切伤寒，瘟疫，痎疟，风痰，呕恶，下利，积食，噤口，二便秘结，声哑耳聋，撮空摸缝，脉游气促，极危极急之证，最为神效。水一大碗，入金银花一两许，煎七八分，随时送下。若危迫须时时灌之。

河间圣散子

苍术（制）、厚朴（姜炒）、独活、川芎、羌活、陈皮、白豆蔻（研）、白茯苓各二两，泽泻、车前子、前胡、柴胡、白芷、防风、川贝母、薄荷叶、紫苏梗、桔梗、钗斛、谷芽、麦冬、麦芽（炒）、藁本、草果、天花粉各等分。

上治山岚瘴气，时疫伤寒，如李待诏所云上热下虚，内寒外热者，最为神速。研粗末，阴阳水沸少顷，稍温入槟榔末吞之，每服三钱。

仲景防风麻葛煎

防风二钱，升麻一钱，葛根三钱，白芍、甘草各八分。

上治伤寒汗后，余邪未散，用此主之。水一钟半，姜一片，煎七八分，食远温服。若余热犹甚者加竹叶二十七片同煎。

易老加味羌活汤

羌活、苍术各三钱，白芷、川芎、生地、黄芩、甘草各钱半，细辛七分。

上治四时不正之气，感冒伤寒，增寒，壮热，口渴，中满，人人相似者，此方主之。水二钟，姜三片，枣一枚，煎八分，食远温服。已泻者去苍术，用白术，渴甚加葛根、石膏。

东垣天花散

天花粉二钱，冰片三分，干葛一钱，藁本八分，甘草五分。

上治伤寒亡阳，遍身紫色，口渴，舌黑唇焦，阴缩，膀胱隐痛，并小儿痘疹不能发毒等证。水钟半，煎七。

局方参苏饮

人参、苏叶、干葛、前胡、陈皮、枳壳、半夏各八分，木香、桔梗、生甘各五分。

上治四时感冒伤寒，头痛，发热，自汗，泻下，兼伤风咳嗽，重滞饱闷，中气不迭，阴阳两脱，表邪未净，并男妇一切痘疹。孕妇弗忌。水二钟，姜三片，枣一枚，煎八分温服。

仲景十枣汤

芫花（醋拌经宿，炒微黑，弗焦）、大戟（长流水煮半时，晒干）、甘遂（面裹蒸）各等分。

上治悬饮内痛。为细末，先以水一大钟，枣十个，煎八分，出枣，纳药煎五分，平旦服之。其药强者一钱，弱人五分，不下加重，仍以糜粥助之。

丹溪培气汤

人参、肉桂、大附子各一钱，天门冬、麦冬各二钱，广皮五分。

上治伤寒后虚甚，喘气，血逆，阴阳两亏，痰滞，寒留。水一钟，姜一片，红枣三枚，煎八分热服。小水不利者少加车前。

仲景地黄再苏方

熟地、党参、川芎各二钱，广皮、半夏、桔梗各一钱，生甘五分。

上治伤寒泄泻后荣气大虚，胃脘微痰凝积，将汗后过于峻利，致伤卫气。水钟半，姜一片，枣三枚，煎七八分温服。

宝藏感应丸

南木香、肉豆蔻、丁香各两半，干姜（炮）一两，巴霜七十粒，百草霜二两，杏仁一百四十粒（去皮尖，研）。

上治宿食停积作痛，胸胁闷满，呕吐泻痢。先将前四味为末后，研入三味调匀，用好黄蜡六两，以绢滤净，复用黄酒一升同泡，蜡浮旋丸制之。凡春夏加香油一两，秋冬加重五钱同制，每服三丸。

回仙拨阴丹

母丁香四钱，木香五钱，葱白三根。

上治阴证伤寒。凡寒中三阴经，则腹脐间作痛如刀刺，手足厥冷，气逆，汗下如油如珠，临危者一服立愈。水二大碗，姜一片，煎一碗服。男妇同治。

运气五瘟丹

黄芩、黄柏、黄连、山栀、香附、紫苏、甘草梢、大黄。

上治瘟疫火证。以前七味生为末，用大黄三倍煎浓汤，去渣药，丸如鸡子大，朱砂、雄黄为衣，贴以金箔，每用一丸，泉水七碗浸化，可服七人。诸药甲巳年以甘草梢为君，乙庚年黄芩为君，丙辛年黄柏为君，丁壬年山栀为君，戊癸年黄连为君，为君者多一倍也。香附、紫苏为臣者、减半也。

运气大青丸

薄荷、栀子、黄芩、黄连、生甘各三钱，连翘六钱，大黄、元明粉各八钱。

上治时行瘟病，发热，上焦膈逆。诸药捣碎拌匀，丸如麻子大，雄黄为衣，每服五六十粒。若遇杂证发热者，或朱砂、青黛为衣。

运气朱砂丸

朱砂（研）、附子（泡去皮脐）、雄黄（明者）各一两，麝香一分（另研），巴豆二十粒。

上治卒时中恶，垂死。诸药拌匀和捣，蜜丸如梧子大，每服三粒，不拘时粥饮下。若不利再加三粒至七粒，以利为度。

东垣芩连消毒饮

柴胡、桔梗、羌活、陈皮、黄芩、黄连、连翘、枳壳、荆芥、白芷、川芎、射干、甘草。

上治天行时疫，大头瘟病，发热恶寒，颈项肿痛等证。水一大钟，煎八分饮。有痰者加竹沥，姜汁调服。若壮热之甚，先用大黄加倍，利二三行，复照本方加党参、当归调理。

仲景小陷胸汤

芒硝三钱，大黄二钱，巴豆二十粒。

上治小结胸证，心下按之作痛，脉浮滑者。水一大碗，煎八分，热服。此非古数也。本方芒硝一两，大黄八钱，外用括蒌仁一个，水六升，如法煎八分，分三度服。

仲景鸡子清饮

鸡子二枚（取清），芒硝二钱，寒水石（细研）一钱。

上治热病五六日后，壮热之甚，大便秘结，狂言欲走者。先以新汲水一碗调药末，入鸡子清搅匀，煎八分，热服，良效。然终不如雪梨汁入二药之为速也。

仲景芩连瓜蒂散

薄荷、栀子、黄芩、黄连各二钱，甜瓜蒂一个。

上治寒入经络，宿食在胸下，不能利下，须以此方吐之，兼散兼利，即瓜蒂散之外方，而亦解毒散之余绪也。水一钟，煎八分，热服，骤服。痰盛者加半夏一钱，大便秘结者加瓜蒌仁。

太乙陈醇饮

陈皮一钱，薏苡仁一两，竹茹五分，党参五钱，炙龟板一两。

上治老人虚软，血亏骨耗，齿发将脱。用陈酒一大升，煎药，令沸，出渣成冻，蜜炼丸，加黑豆粉捣匀和净，每晨淡盐汤下三十二粒，以匀为度，轻重勿等。

河间延年散

大熟地八两，杜仲四两，当归三两，牛膝五钱，川椒子一钱，茯苓、白术、淮山药、萸肉各七钱，破故纸一两。

上治老人气血亏损，目昏，耳聋，脚痹，阴缩。各味用酒煮透，研末，为丸桐子大，每晨盐汤下七十粒，或晚饭后亦可。久服能却病延年。

瑞竹杏仁丸

杏仁（去皮尖炒）、胡桃肉（去皮）各等分。

上治久嗽及老人咳嗽，喘急不已，坐卧不宁，服此立愈。二味捣为膏，蜜糊丸如弹子大，每服一丸，不拘时。

外台千缗汤

半夏（泡）七个、炙甘草、皂角（炙）各一寸，生姜一指大。

上治痰喘，人扶而坐，一服即安。水一钟半，煎七分，不拘时。

局方四七汤

半夏（泡）钱半，苏叶九分，厚朴（姜制）一钱，炙甘草三寸。

上治七情之气结成痰涎，状如破絮，或如梅核，在咽喉间，咯不得出，咽不得下，或中脘痰结，气不舒放，呕恶痛吐等证。水一钟半，生姜一片，红枣三枚，煎八分，不拘时。

济生百花膏

百合（蒸，焙干）、款冬花各等分。

上治痰喘不已，并诸癥结。研细末，蜜炼为丸杨梅大，临睡细嚼一丸，最效。

丹溪六郁散

橘红、乌药、神曲、麦芽、半夏（泡）、炙甘草、抚芎、枳壳、羌活、川贝、郁金、白芥子、防风、元胡索各等分。

上治气郁诸癥，研极细末，蜜炼丸梧子大，每晨盐汤下五七十粒。一方加红花、桃仁，破血臌。

仲景起元煎

人参二钱，附子一钱，天门冬、麦冬、枸杞子、杜仲（炒）各三钱，党参、真阿胶、茯苓、真茯神、炙甘草各二钱，白术一两。

上治气脱阴亏，大便溏泄，前阴顿缩，手颤脚痹，麻木不仁等证。用大锅煎诸味，入人参匀服。

局方人参定喘汤

人参、麻黄、官桂、五味子、粟壳、白芷各八分，细辛钱半。

上治气脱喘急，坐卧不安，胸膈隐痛，及肺感寒邪，咳嗽声重，咯血等证。水钟半，姜一片，大枣三枚，煎八分，食后服。

仲景养血当归地黄汤

当归、熟地、白芍、茯苓、川芎各四钱，枸杞三钱，桑白皮、藁本各二钱。

上治中风少血偏枯，筋脉拘挛疼痛。水一钟，生姜一指大，煎八分，温服。

仲景神秘方

人参、麻黄、官桂、当归、川芎、杜仲、藁本、芍药、五味子各等分。

上治手足不仁，中气虚脱，痰中带血，咳嗽声痖等证。水钟半，黑枣三枚，仙茅数寸，煎七八分，温服。有热去麻黄，自汗减官桂。

局方小乌沉汤

乌药一两，炙甘草、沉香（醋炒）各四两。

上治气逆，便血不止。每服四钱，水钟半，煎七八分，食远服。

河间搜风顺气汤

白术、人参、防风、天麻各五分，沉香、白芷、青皮、萸肉各八分，木瓜、抚芎各一钱。

上治中风中痰，咯血，漉血，半身不遂，及感寒咳嗽，气虚脉弱，声重腰酸等证。水一碗煎半，食前温服。痰重者加半夏，或南星、枳壳。

秘传斗门地榆汤

地榆、粟壳（蜜炙）各六钱，炙甘草四钱，干姜三钱，莺粟囊三个，荷梗数寸，辣茄五个（捣）。

上治脓血，赤白痢，并禁口，恶痢，临危气绝，脉游者。用水一钟，煎七八分，以簪挑其口灌之，立效。日三剂，服初煎，愈后速饮理阴、拨阴、益气诸汤，以减为度。又《外台秘要方》载治禁口，恶痢，以面作条，蘸鱼腥草末舔之，随切葱白寸许，洗口亦验。

秘鉴通仁方

木通、油杏仁、油当归各四钱，冬瓜子、辣茄子、槟榔、川椒子、荜拨各二钱，生甘草、陈皮、瓜蒌仁各一钱。

上治血痢，大肠热结，虫蛊，回头恶瘴。诸药研末，用新汲水细煎，温服。兼绝内痔最效。

陆氏三仁丸

柏子仁、松子仁、麻子仁各一两。

上治大肠有热，津液枯涸，大便秘涩，小便赤痛，老人、虚人宜服。先用酒六升，入水二碗，各煎至半，纳药共煎若干，以黄蜡半两溶化成丸桐子大，每服二十丸，食前空心下，未快加数服之。

苁蓉润肠丸

肉苁蓉（酒炒，焙干）四两，沉香一两（另研）。

上治小肠有热，兼至肺涸鼻燥，便结，老人、虚人宜服。

先用麻子仁捣烂，入蜜炼药成丸，每服二十粒，食前温汤下。

宝鉴木瓜煎

木瓜、木香、大腹皮、羌活、炙甘草、蒲公英、川续断各等分。

上治脚气，或蹉顿①血瘀。水一碗，煎八分，温服。

简易虎骨散

当归、乌蛇肉各二两，赤芍药、白术、藁本、续断、虎骨各一两。

上治半身不遂，肌肉干瘦，为偏枯，忌用麻黄发汗，恐铄精液，不如此方润筋去风。研细末，每服二钱，空心温水下。若骨中烦痛加生地黄一两，若脏寒自利加天雄五钱。

陆氏桂心散

桂心、漏芦、木香、葳灵仙、当归、白芷各等分。

上治瘛②瘉③，或战振，或产后恶瘀。水一钟，酒少许，煎七八分，温服。加重研末，入蜜炼丸梧子大，每服三十丸，温汤下。

右丞百金汤

当归、荆芥穗各等分。

上治血入大肠，作呕咯状，或手足拘挛，产后惊崩诸证。用水一碗，加蕲艾少许，煎八分，温服，最验。

---

① 蹉顿：失足摔倒。

② 瘛（chì 赤）：瘛疭（zòng 纵），痉挛，抽搐。指惊风，手足痉挛等病。

③ 瘉（yù）：指劳困之病。

局方五虎汤

麻黄七分，细茶八分，杏仁（去皮尖）一钱，石膏钱半，干草四分。

上治风寒入络，热痰，噎膈。水一钟半，姜一片，枣一枚，煎七八分，温服。

直指莱菔子汤

萝蔔子一合（细研）。

上治积久老痰不化，唾脓血不已，胃脘漉漉有声。水一钟，食前空心煎服，其效如神。

东垣搜风顺气丸

车前子两半，大麻子一两，牛膝（酒浸）、大黄（炒，半生半熟）、郁李仁、菟丝子、杏仁各二两。

上治痔漏，老人秘结等证。研细末，蜜丸绿豆大，每服三十粒，空心麦门冬汤下。

圣惠搜风丸

车前子两半，大麻仁（微炒，去壳）、郁李仁（泡去皮）、菟丝子（酒浸煮）、牛膝（酒浸一宿干）、山药、白槟榔各一两，枳壳（姜制）、防风、独活各八钱，大黄五钱（半生半熟）。

上治痔漏，及老人、小人血热风热，而大便秘结者。蜜丸小豆大，茶酒汤任下，早晚各一服，不拘粒。

万全木通汤

木通、赤茯苓、车前叶、滑石各等分。

上治小便黄涩。水钟半，煎八分，温服。伤于色者加人参，名参通万全汤。

叶氏醍醐膏

白砂蜜五斤，砂仁五钱，乌梅五斤。（搥碎，用水五碗，煎一大碗，去渣。）

上治消渴。诸药入沙锅，文武火煎取，冷以神面，炼成丸绿豆大，瓷瓶封贮，冬时用温汤任下，夏时凉水亦可，每服三十丸。

东垣猪苓饮

半夏（制）、猪苓各等分。

上治痰积，小水短缩。水钟半，橘红、泽泻，汤煎下。此与本事猪苓饮同功而较简易。

叶氏地黄汤

生地黄一斤，白蜜一斤。

上治吐血，胸膈闷满作痛，及虚劳童劳，咯血，狂血百病。先将地黄捣取汁，入银锅或砂锅微火煎三四沸，即入白蜜共煎至三升，每服半升，日三服。一方生地黄汁三升，生姜汁一合，煎一大碗，日二服。一方治虚劳吐血，以生地黄五斤，入好黄酒八升，煮五升，日三服。久服佳。

河间麻仁汤

芝麻八两（捣取汁），杏仁六两（泡去皮尖，杵成泥），大黄四两（姜制，捣），山栀十两。

上治胃实能食，邪火炽盛，小便秘结。研末，入蜜并麻汁，成丸桐子大，每服五十丸，食前白汤下。此与仲景麻栀饮同功而较简易。

钱氏通济方

黄连（同吴茱萸炒，去茱萸不用），芍药（炒，减半）。

上治泄泻。各等分，研细末，大枣汤任下。一方同干姜炒，加阿胶两许入药研末，名驻车丸。

局方牛膝汤

牛膝一合，麝香少许。

上治砂石淋涩，以麻仁汤任下少许。昔鄞县耿梦得妻常患下砂石，剥剥有声，甚为苦恼，一服而愈，古今珍之。

本事菊花散

甘菊花、旋覆花、蔓荆子、石膏、羌活、防风、甘草、枳壳各等分。

上治风热上攻，头疼不已。水一碗，煎八分，食远热服。

仲景固肌汤

薄荷叶、蝉退（去头足）各等分。

上治皮肤燥痒不能忍，搔之出血，不搔难过。水一碗，姜一片煎服。

金匮越婢加半夏汤

麻黄六两，石膏半斤，大黄三两，甘草二两，大枣十五枚，半夏半斤。

上治咳喘上气，目如脱状，脉浮大者。六味先取麻黄捣汁，去滓[1]，入后五味煎一大锅，不拘时服，以尽为度。此方人多畏惮，而其效如神。以叶氏之才，犹不敢用大黄，而窜取干姜，

① 滓（chēng 撑）：棠枣汁，此指药物汁液。

失其实矣。

局方酒蒸黄连汤

黄连半斤，黄酒二升。

上治伏暑发热，并邪火咯血，及酒毒中肺等证。酒浸黄连，置瓦器中，覆甑上蒸烂，取出晒干，炼末，滴水成丸，每服五十粒，不拘时姜汤下。

宝鉴粉黛丸

真蛤粉、青黛、车前子、蔓荆子、滑石、羌活、附子各等分。

上治遗精白浊，小便下血疼痛，咽涩，唾涕交流等证。研末，蜜丸小豆大，每服三四十粒，清晨空心淡盐汤下，减分可煎服。

局方白头汤

白头翁二两，黄连、黄檗、秦皮各三两。

上治热痢下重。四味以水七升，煎取二升，去渧，服一升，未愈再服一升。

良方槐角散

槐角（炒）、地榆、当归、枳壳（麸炒）、萸肉、菟丝子（酒煮）、甘草各等分。

上治五种肠风下血，并痔漏脱肛。研细末，米酒面糊成丸绿豆大，每服七十粒，晨起清米饮送下。一方有乌梅肉。

保命肉苁蓉丸

肉苁蓉（酒焙）、山茱萸、菟丝子（酒煮，研）、白茯苓、上党参、官桂、附子（泡）、干姜各五钱，枳壳（麸炒）、泽泻各二钱，羊肾一对（截去筋膜）。

上治肾虚，精滑，腰痛，耳鸣。诸药研末，滴丸梧子大，每服五十粒，空心淡盐汤下。

仲景打老儿丸

熟地、山药各五两，巴戟（枸杞汤煎制）、牛膝（酒浸）、楮实子（去浮者）、菟丝子（酒煮）、枸杞、杜仲（盐水渍）、茯苓、白术（乳蒸过）、破故纸、萸肉各四两，大枣十五枚，人参一钱。

上治老人虚软，肾涸髓枯，久服延年，悦容，兼益子嗣。此即太乙养命丹，而易其名目者。诸药研末，入蜂房、莲须各等分，炼蜜成丸梧子大，早晨、午前、临睡俱可服，每服百丸，盐水汤任下。

河间二丹丸

丹参、远志、栀子、广皮、丹皮各四两。

上治心火炽盛，烦劳咳嗽，寖成[1]虚证。研末，入蜜炼丸桐子大，每服三五十粒，食前甘草汤下。

仲景调幼丸

生姜汁、杏仁、远志、山药、百合、何首乌、炙龟板、甘草、山楂各等分。

上治上丁小儿烦劳虚损，中气稍实，二气不交，寖成积证。研末，蜜丸绿豆大，清晨以黑豆汤下百粒，或甘米汤亦可。

东垣乌鸡丸

乌鸡骨（碎）、金钗米、何首乌、黑驴膏、破故纸、地榆、

① 寖（jìn 进）成：渐成。

肉桂、甘草各等分。

上治黄疸，并妇人乱经。研末，滴水成丸梧子大，每服五十粒，不拘时白术汤下。

河间天香煎

官桂一钱，厚朴（姜汁炒）八分，附子（泡）、杏仁（去皮尖）各五分，郁金七分，干姜一钱。

上治暴血流注，咳嗽不已。水钟半，黑枣七枚，煎八分温服。

济生鳖甲饮

鳖甲（醋炙）、川芎、草果仁、黄芪、槟榔、木香、薄荷、甘草、桔梗、枳实各等分。

上治积疟不愈，腹中痞块，胸胁烦痛，名曰疟母。㕮咀，忌铁器，每服五钱，姜一片，枣三枚，甜葶苈一钱，同煎服，弗拘时。

河间逍遥饮

益母草、益智仁、茅山苍术、厚朴（姜制）各等分。

上治产后发热，状如痎疟，或为横生逆养，血分受伤。水一大钟，横切生姜一大片，煎服。

三因红丸子

莪术、三棱（醋炙一伏时）各二两，胡椒一两，阿魏（醋化）一钱，青皮三两。

上消食疟。研末，用陈米炒，入水煎，去末，日饮二三度，以腹中痛为候。

三因追虫丸

黑丑（头、末）、南木香、胡椒各八钱，枳实三钱。

上去一切虫积。研末，用茵陈一两，大皂角、苦楝皮二两，煎浓汁，强人壮人每服四钱，小人弱人每服一钱五分，量其虚实，于三更时以沙糖水任下，待追去恶毒虫积一二次后方以粥进之。

洁古泻心汤

牛黄二钱，大黄一钱，青皮二钱，半夏三钱，厚朴（姜制）一钱。

上治胸中痞满，眩运不已，状如痰厥。水钟半，橘红一大片，煎八分，食前热服。

河间三圣丸

牛黄三钱，厚朴、半夏（制）各二钱。

上治嘈杂神效。水钟半，姜一片，煎七八分，食前服。

济生通化丸

青木香、广木香、香附、沉香、川椒子、槟榔、人参各等分。

上治吃吃嗳气，为鸦片所伤，久之成瘕，或肩胁背盎，渐成瘫状。研末，神曲炼滴成丸绿豆大，土朱砂为衣，每服四十九粒，清晨甘草、麦冬汤下，最效。

洁古清心饮

牛黄、青黛、硼砂、南星（制）、甘草、半夏（制）各等分。

上治风痰，不开口，流白沫。水一钟，急火煎成八分服。一方加滑石、车前、厚朴，名车前泻心饮。

河间麦门冬饮子

麦冬、郁金、人参、归身、黄芪各五分，五味子十粒。

上治痰中带血如红丝然，俗所谓金线者，至危之证。㕮咀，水煎服。拔萃麦冬饮子加生地、紫菀茸各一钱，亦效。

正传桑皮二冬汤

天冬、麦冬、桑白皮各七分，紫菀茸、贝母各六分，桔梗、甘草各五分，淡竹叶、生地黄各一钱，五味子十粒。

上治病后火热归肺，咳嗽见血，胸胁闷满，上气喘促，心烦口渴等证。水钟半，枣一枚，煎服。

家抄知柏四物汤

当归、川芎、生地、白芍、麦冬、黄柏、知母各一钱，五味子十五粒。

上治咳唾见血，午后嗽甚者。水钟半，枣一枚，煎服。

河间二地汤

熟地、生地各二钱，归身、萸肉、桑白皮、枸杞子、麦冬、紫菀茸、贝母、泽泻各一钱，五味子九粒。

上治咳唾见血，清晨嗽盛者。水钟半，枣一枚，空心煎服，下午更服。减半理阴汤。

东垣愈风饼子

川乌（炒）半两，川芎、甘菊、白芷、防风、细辛、天麻、羌活、广皮、柴胡各等分。

上治头风疼痛。研末，捣成捏饼，每服三四饼，食后茶酒细嚼任下。

宝鉴点头丸

川芎一两，香附五钱（炒去毛）。

上治偏正头痛。研末，炼细丸粟粒大，食后清茶调下。

简易九宝汤

麻黄、紫苏、薄荷、香薷、半夏、桔梗、羌活、广皮、神曲各等分。

上治老人、小儿素有喘急，遇寒暄不常，发则连绵不已，咳嗽，咆哮，头目红肿等证。水一大碗，姜一片，煎服，随时。

良方四生丸

生荷叶、生艾叶、生侧柏叶、生地黄各等分。

上治咯血，衄血，阳乘于阴，逆血妄行，宜服此。药捣烂，丸如鸡子大，每服一丸。水二钟，煎一钟，滤去渣服。陈日华云：先公尝诣灵石寺，见一僧呕血。明年复往，问呕血者如何，主僧曰：蒙樵夫赠四生丸，食之遂愈。因传此方，甚有奇效。张会卿云：此方乃内热暴患者宜之，若内元久不足，须调脾以资化源，不然金能克土，反受其戾①矣。

仲景团鱼饮

贝母、知母、杏仁、远志各一两，生地半两，团鱼二个。

上治骨蒸劳瘦，妇人遍体生虫，沐浴若红丝演漾②，细视蚓动，乃色欲过度，阴气所结而成，旋积不救。此方药与团鱼同煮，先将团鱼肉连汁饮之，后以药焙干为末，另用团鱼甲骨剉碎，炼蜜成丸梧子大，每服七十粒。煎黄芪六一汤，任下。愈后仍用黄芪六一汤调理。

已上第二卷应用之方，因篇幅稍狭，并第三卷亦羼列③其间。已下皆《玉简秘传》，校详于左，以施诸世。

---

① 戾：危害。

② 演漾：荡漾。

③ 羼（chàn 颤）列：搀杂罗列。

松柏叶方

杏仁、白术、甘草、骨碎补各等分，松叶三合，柏叶五合。

上宁心益气，防俭①疗饥，长生服食第一方也。诸药捣碎为末，用生松、柏叶蘸水，滚入诸药，粥饮清调下。《博物志》云：荒俭不得食，宜服生松叶。但生叶只宜三五合，不得过度。若中草毒，解以盐汤。

苍术丸

苍术一斤，白芝麻半斤，香油半斤。

上明目，润气，辟邪，兼善步履。将苍术水浸一宿，用铜刀切作片子，以香油蒸熟，捣烂，入白芝麻拌匀，云母粉糊丸，瓷瓶盛贮，每日早、午、晚服三丸，芽茶任下。

熊胆方

熊胆少许，冰脑一二片。

上治眼障。将熊胆少许净水略调，尽去筋膜、尘土，入冰脑一二片，痒则加生姜粉些少，时以银箸点之，奇验。赤眼亦可用。

狗蝇方

狗蝇七枚。

上治痘疮色黑，倒靥，唇口冰冷。将狗蝇擂碎，用醅酒②少许调服，移时红润如旧。冬月蝇藏狗耳中。

蛇蜕方

蛇蜕一具，羊肝一个。

---

① 俭：此指饥饿。

② 醅（pēi 胚）酒：未过滤糟的酒。

上治痘毒上攻内障。将蛇蜕洗净，捣碎，用天花粉等分，细末之，以羊肝一个，纳药其中，麻皮缚定，滤水，煮熟切食之，旬日可愈。

大蓖麻方

大蓖麻（去壳）一百五十粒，轻粉一两，香油七两，槐枝七寸。

上治痞积。将蓖麻、轻粉、槐枝三味入油浸三昼夜，取出焙至焦，加飞丹四两，细末之成膏，再入井中三日夜，取出，先用皮硝粉敷患处，然后贴之。

荔枝草方

荔枝草、薄荷叶不拘。

上治痔漏。便后先以甘草汤荡洗过，用荔枝、薄荷二味煎汤复洗。荔枝草名癞虾蟆草，背青面白，麻纹垒垒①，奇臭者是。

猪鬃草方

猪鬃草四两。

上治血崩。童便、黄酒各一钟，共煎一钟，温服。猪鬃草如莎而叶圆，净洗用之。

新罗葡②方

新罗葡二个，龙脑少许。

上治头风奇痛。用新罗葡捣取自然汁，入龙脑和匀，昂头滴入鼻观，左痛则灌右，右即反之。

---

① 垒垒：重积貌。

② 葡：原作“□”，据下文改。

猪肝方

猪肝一个，飞砂一两。

上治阴中生虫奇痒。用猪肝，不必洗净，切条如势大，涂飞砂其上，纳入，日三度，最效。

地浆饮

地浆一大碗。

上治菌毒，或误食枫树菌，笑不可止。掘地出水，搅之令浊，谓之地浆，灌下即愈。陶隐居解中暑卒倒，亦是此义，须本处掘出者。

胆矾汤

鸭嘴胆矾少许（研细）。

上治喉闭。以酽醋①调灌，甫下咽，必大吐出胶痰数升，立瘥。

瓦垄子

瓦垄子数十个。

上治走马恶疳。将瓦垄子连肉火煅，存性，置冷地，用盏盖覆，候冷取出，碾为末，渗患处。瓦垄子比蚶差小，用末经盐酱者。又一方用马蹄烧灰，入盐少许，渗患处，亦效。

三香方

沉香、檀香、乳香不拘。

上治痘疹黑陷。用三味放火盆内焚之，抱儿于烟上即起。

① 酽（yàn 厌）醋：浓醋。

冬瓜方

冬瓜一个。

上治恶疮。取冬瓜中截之，先以一头合疮，候瓜热，削去再合，热减乃已。不愈，再用一头渗贝母末合之，虽人面疮亦愈。又一方，用蒜泥作饼疮上炙痛者炙不痛即止。

地骨皮方

地骨皮不拘。

上治小儿耳后生疮，名曰肾疳。用地骨皮一味，大者热汤洗之，细者香油调抹。

黄花方

黄花地丁不拘。

上治笃痢，用黄花地丁取自然汁一酒钟，加蜂蜜少许，服之而愈。

阿魏丸

当归、阿魏不拘。

上治病痢危甚。将当归末、阿魏丸之，白滚汤送下，三服而愈。

百花煎

豨莶草、水红花、萝蔔英、白金凤花、水龙骨、花椒枝、槐枝、苍术、鹭丝藤、甘草梢。

上治瘫摊不能行动。十味煎水蒸之，水稍温即洗，神效。鹭丝藤即金银花。

乌药方

乌药六钱，车前子五钱。

上治小肠疝气。二味白水煎服。

芒硝丸

芒硝、桂圆不拘。

上治小便不通。芒硝研细，以桂圆肉包之，细嚼咽下，立愈。

葳灵丸

葳灵仙、牛膝（不拘）。

上治足疾。二味为末，蜜丸，空心服，神效。此方东坡有小贴，今殆亡去矣。

金银花方

金银花二两。

上治疫肿头面。用大锅煎三碗，强服之，肿立消。

接骨方

土鳖（新瓦焙干）半两钱，自然铜、没药、乳香、菜瓜子仁各等分。

上接骨。诸药为膏贴之，或减分亦可煎服。上体伤食后服，下体伤空心服。

全蝎方

全蝎一枚（去毒）。

上治耳暴聋。研末，酒调，少许滴耳中，闻水声即愈。

藕节方

新采藕节三个。

上治食蟹过多患痢。用藕节煎汁饮之，立愈。

田螺方

田螺、大蒜、车前草不拘。

上治水肿。三味为末，作饼贴脐上，水从小便出，即愈。

丝瓜方

干丝瓜一枚，巴豆十四粒。

上治水蛊。将丝瓜去皮剖开，入巴豆十四粒炒，以巴豆黄色为度。去巴豆，入陈仓米炒，以米黄色为度。去丝瓜，将米研末，滴水成丸桐子大，每服百丸，无不愈者。宋言巴豆逐水，丝瓜象人脉络，去不用者，引其气以达之也。米，投胃气也。

金刃伤方

韭菜（捣烂），陈年石灰（研末）。

上治一切金刃伤痕。将二味炼成团，搭于壁上，令其阴干，研为细末，敷于伤处，即能止血结痂。叶蒲州《南严传》云：治刀疮药方，端午日取韭菜捣泥，和石灰杵熟作饼，用敷患处，血立止，即骨碎亦可补，奇效。

骨化方

鹅血鲜热者。

上治一切骨鲠入肠胃间，最效。昔武昌小南门献花寺老僧自究者尝患噎食，临寂谓其徒曰：吾不幸罹斯疾，胸膈间必有物作祟，汝剖视乃敛。徒如教，得一骨簪形，取置经案。有兵帅过寺，一兵宰鹅，喉未断，偶见此骨，取以挑刺。鹅血溅骨，骨立消。后其徒亦病噎，因前事悟鹅血可解，数饮之，遂愈。传其方无弗效者。

苦茶方

儿茶一两。

上治落水两足肿痛。用儿茶煎汤洗之，另用陈米捣碎，入倭硫黄少许敷上，黑绢扎定，逾刻即消。

一醉忍冬汤

忍冬藤、蒲公英各二两。

上治妇人乳发。二味酒煎，尽量饮，一醉而愈。

木香流气汤

木香、升麻、干葛、柴胡、甘草、川芎、白芍各等分。

上治蛄蝼上串。此疮不破则已，破则脓水不断，必贯串，上而肩井，下而臂肘之间，一而二，二而三，久则洞胸穿膈，交互成齑而毙矣。诸药酒煎，食后痛饮三剂，即渐瘥。

抹红方

蛇油一盏，五味子八分。

上治白癜风。蛇油入鸡冠血半盏，五味研末，沸数次，以瓷碗盛之，每日三四度麻布蘸擦，癫尽乃止。

地梅汤

地杨梅数十粒。

上治齿缝出血，将杨梅捣汁抹之。

红牙方

红牙、大戟、黄连、小麦、苍耳根、北细辛、花椒各一钱。

上治牙痛，煨水嗽口即止。

皂角汤

皂角刺不拘。

上治腹内生疮。黄酒一碗，煎至七分饮之，其脓从大便中出。

短烂散

白矾、胆矾、麝香、乳香、雄黄、没药、儿茶、石脂、螵蛸（不拘）。

上治蛄蝼中串。此疮生于上串下一寸，因上串脓水不断而生。诸药末之，加陈墨调敷。

白果方

白果数十粒。

上治阴毛内生虫，用白果去壳煎洗之。

蛇床子方

蛇床子、槐角不拘。

上治肾囊渗漏，煎水热洗之。

黄母鸡方

黄母鸡一只。

上治白浊、淫淋。将鸡腹剖开，纳焦术、香椒、金钗米，用线缝，蒸煮，出药捣碎，黄酒一碗吞之，以尽为度。

槐角散

槐角半斤（酒炒），槐花半斤，蝟皮二斤（酒炒，焙干），黄芩四两。

上治内痔漏血，为末，蜜丸桐子大，每服百丸，或酒或水下。

泥鳅肚方

雄黄少许，猪胆一具。

上治泥鳅肚。此证生于手指，先以艾灸，后以雄黄入猪胆汁笼患处，神效。

海藻破坚丸

海参、昆布、龙胆草（酒煮）各二两，雷丸一两。

上治肝经瘰疬。诸药为末蜜炼，丸桐子大，每服三十粒，白水汤送下。能噙碎吞之更妙。

花蕊散

花蕊石（研细）、昆布、牡蛎粉各等分。

上治肺痈。三药为末，蜜丸桐子大，每服三十粒，白滚汤送下。一方加柴胡，一方加雷丸、青矾各等分。

降真散

降真香（用节佳）、松香、文蛤少许。

上治诸伤血出，断折。三味研末夹缚，定神效。

生桐方

生桐油、人中白不拘。

上治诸疮溃烂，抹患处神效。

蜗牛方

蜗牛涎、乳香不拘。

上治一切疮口复发，抹患处即结痂。

桃花散

黄丹、软石膏（煅过）各等分。

上治金创，并一切恶疮。和拌匀如桃花色，敷伤处神效。

蜣螂散

蜣螂数枚，五倍子（微炒）少许，巴豆肉（微炒）少许。

上治箭镞入骨。三味研匀敷好，俟痒极拔出之。

鸡蛋散

黄酒一碗，鸡子清数合。

上治金疮溃烂，洗之。

代针膏

乳香二分，白丁香、巴豆（炒焦）、碱各等分。

上治疮疡，脓熟不溃。研末，用热水点疮头上，常以碱水润之，勿令其干。

三合散

新巴豆肉、明砒、枯矾各等分。

上治疮口不化。为末，用热水敷疮四面，露其头，令溃。此方药性太毒，果有恶证，须此腐之，取其以毒攻毒意也。

轻粉生肌散

乳香二分，轻粉五分，甘草、枯矾各三分。

上治疮口不合。用热水渗之，最能净毒生肤。

飞黄散

雄黄、雌黄各一钱，硫黄五分，麝香半分，南星（生）二根。

上治汗斑。浴后姜蘸擦二三日，勿洗。又方用硫黄一两，醋煮半日，海螵蛸三个，共末，浴后生姜蘸擦，每日数次，即愈。

合欢饮

合欢皮、白蔹各一钱。

上治肺痈久不敛口，二味同煎服。合欢皮即槿树皮也。

隔纸膏

黄芪末五钱，乳香、没药、轻粉、银朱各一钱，铜绿二分。

上治臁疮，神效。诸药研末，用香油煎膏，贴油纸上，另用油纸一张，以针刺数十孔，掩膏药上贴之。

香螺方

香螺壳八两（煅透存性），元胡索三钱（醋炒），五灵脂三钱（醋炒），茱萸梗四钱（微焙）。

上治九种胃气。诸药研细末拌匀，瓷瓶盛贮，痛时以陈酒冲服一两，或白滚汤下亦可，忌生冷膻酸。

啄木鸟方

啄木鸟一只，砂仁不拘。

上治胃气疼痛。用啄木鸟剖腹去肠，纳阳春砂仁，令满，线缝。外用黄土裹煨为炭，研末，预期陈酒冲服二三钱，不拘。

鹅管方

鹅喉管十余条，川椒不拘。

上治胃气极痛。鹅管须不经水者佳，川椒贯满，用瓦焙干，研末，每服二钱，空心茶酒送下。

黄糖方

黄糖、烛油不拘。

上治汤火泡伤。将前二味融匀，敷抹患处，痛即止。

乌须方

熟地、生首乌各三两（用红圆者），黑芝麻（炒）一两，万年青二片，桑叶二两，山药三两，白果三十个，桔梗三钱。

上药共为细末，忌铁器，蜜炼丸，每日早饭后服一两，乌须神效。一方加花椒一钱。

一丈红方

一丈红花数朵，桑椹、槐角不拘。

上染髭须。一丈红花鲜者共药捣汁，用干者槐角煎汤，有桑椹时同煎，无桑椹时只用二味，先将髭须热水洗软，后用药汤洗刷数次，一染可黑一年。

辟寒方

五加皮、种术各二三两。

上二味研末，瓦瓶盛贮，每日清晨以盐水汤送下二钱。天寒时可御北风，久服舒筋，悦容色。一方白术、云苓煮粥，早晨服一碗，亦妙。

冰片方

冰片一分，蚌一个。

上治舌上生疮，吐出寸余，结成黄靥①。用冰片入蚌口内，立化为水，以鹅翎敷扫其上，舌即收。

豨莶方

熟地、山茱萸各三两，杜仲一两，白术五钱，防己一钱，豨莶草三钱。

上治背脊裂开一缝，出虱。千余水煎服二剂，虱死而愈。一方用蓖麻三粒，捣成膏，红枣三枚，碎为丸弹子大，火烧之，熏衣上，则虱死而缝合。

雄黄方

雄黄一两，白芷五钱，甘草二两。

① 黄靥（yǎn 演）：指疮结成痂。

上治腹中毒气，结成蛇状。诸药研末，端午日修合，以粽子米和而丸之桐子大，饭前服，服后作痛，用力忍之，切忌饮水。

马溺方

白马溺一碗，童便半合，雄黄、白芷、甘草（如雄黄方分两）。

上治腹中积食，结成鳖状，丸法如前。

红花方

红花半斤，大黄五钱，雷丸三钱。

上治腹中高大，宛似坐孕，形干骨瘦，病曰鬼胎。三味水煎服，倾盆泻出血块如鸡肝者数百片而愈，后用六君子汤调理。

金银花方

金银花三两，元参三两，甘草一两。

上治贪欲过度，服热药求欢，久后结成大毒，阳邪上攻，头角生疮，至于溃烂。先将金银花一斤煎汤，饮数十碗，再用此方，日饮一剂，七日而愈。

栀子方

栀子（炒）、天花粉、柴胡各三两，白芍一两，甘草二钱。

上治肠胃中奇痒，无处抑搔，乃火郁结不散之故。诸药水煎服，即愈。

青盐方

青盐三两，半夏二两。

上治臂上忽生人面，五官俱全，且能呼人姓名，此乃冤鬼结成奇证。二味为末，米饭为丸，每日早晚白滚汤下五钱，自然缩小而愈，切忌刀割。

六味加五味方

六味汤，麦冬三钱，五味子、骨碎补各一钱。

上治七孔流血，乃肾虚热也。诸药煎服即愈。

槐花方

六味汤，槐花三钱。

上治舌上出血如泉，乃心火旺极，血不藏经故也。煎服立愈。

骨碎补方

六味汤，骨碎补一钱。

上治齿上或脐中出血，此乃肾火之外越也，煎服立愈。凡皮毛中出血者，俱以此方治之。

僵蚕方

柴胡、白芍、当归、生地各三钱，黄连、川芎、黄芩各一钱，天花粉二钱，白果十个。

上治唇上生疮，久则疮口出齿牙于唇上者。此乃七情忧郁，火动而生奇证也。九味水煎服，外用冰片一分，僵蚕末一钱（炒），黄柏末三钱，渗之即愈。

金钗萆薢方

金钗、石斛、麦冬、元参、沙参各一两，熟地三两，山茱萸、甘菊花、茯苓各五钱，丹皮、北五味、牛膝、车前各三钱，萆薢二钱，泽泻三钱。

上治脚板红肿，不能落地。此乃多用邪药，毒热聚于脚心，经年不散，当用内药消之。水煎服，十剂消，二十剂愈，忌房事三月，否则发必死矣。

萝蔔①方子

萝蔔子三钱，当归、白芍各一两，枳壳、槟榔、大黄各一钱，地榆五钱。

上治粪门拖出肉如蛇状。诸药水煎，饭前服二剂，后再用木耳一两煎汤洗患处，将冰片一分研末扫之，扫尽即缩进而愈。

楝树根方

楝树根、蛇床子各三钱，生甘一钱。

上治粪门生虫奇痒万状，此怪证也。三味研细末，炼蜜煎成如势一条，导入粪门，听其自化，痒即止。

肉桂方

肉桂一钱，薏仁三两，茯苓二两，白术一两，车前五钱。

上治手足脱下，人不死。此乃伤寒口渴，过饮凉水，不能分消，病入四肢，溃烂堕落，无所不至。倘病后手足指出水者，急用此方救之。水煎服十剂，小便大利水亦寻止。

野芋方

野芋数个，川椒不拘，樟脑少许。

上治额上生耳如鸡冠秀才状。用野芋捣汁，入二药敷末，露其耳根，令风前隰隰自动，旬日间砉然②脱下，结痂而愈。

黄芪石乳方

黄芪（炙）一两，石膏、乳香不拘。

上治乳忽长出数寸，触之欲死。此乃相火流入心经，邪毒

---

① 蔔：原作“□”，据下文改。

② 砉（huā 花）然：形容迅速动作的声音。

外凸。用黄蓍炙过，剉末，入二药，煎水洗之，忍痛极捺[①]其人，必呕吐遗溺，如此者三四度，即缩进乃愈。

硼砂方

硼砂、冰片、麝香各一分，白芷、雄黄各一钱，儿茶二钱。

上治脐口忽长出二三寸，似蛇尾状，而又非蛇。虽曰有物凭焉，然亦因任、带之脉痰气壅滞而成。诸药研末，将其尾刺出血，必然昏晕欲死，急以药点之，化为黑水则愈。随用白芷三钱煎汤迅服，不愈，疾不可为矣。

已上诸秘方，有幻病出人意表者，苍苍之下，或戾气所钟，或蛊情自召，怪怪奇奇，何状不具。有则治之，无则弃之箧[②]，以裨博雅观也。昔元化青囊所传剖胁涤肠，千古诧为神助。按之，漠北有草名押不芦，药人立死，投以他味即起复生，华君盖持之为圭臬[③]，云：今有其草而不能用，能用又途路遥隔。姑录出以俟能用而又居其地者，元化有知，当笑道人纯阳子。

擅中虔制施送万应灵丹

千金子霜二两，大戟（净）三两，川棓子六两，毛慈姑四两，雄黄、辰砂各一两，麝香三钱，苏合油二两五钱。

上治一切无名肿毒，百病皆效，功难罄述[④]。诸药净末入苏合油，用糯米粉为糊，捣千杵作丸，朱砂为衣，或雄黄亦可。内服忌孕妇、虚劳，外敷不忌。

---

① 捺：按。

② 箧（qiè 妾）：竹筐。

③ 圭臬（guīniè 规聂）：土圭和水臬，古代测日影、正四时和测度土地的仪器，后喻典范，准则。

④ 罄（qìng 庆）：尽。

虔制施送如意丹

归身、麦芽三两，麦冬、荆芥、防风、干姜、远志（净）、槟榔、广木香二两，广皮、薄荷、泽泻、木通、生甘、炙甘一两，川连八钱，辰砂五钱。

上治一切风寒痰饮，泄泻，臌胀，呕哕，疟痢，瘴癞，闷满，噎膈，腹痛，瘫痪诸证。药净研末，荷叶汁捣，入蜜成丸弹子大，每服三丸，虚劳者少用。

已上二方服法引子另单施送。

总书目

医经

内经博议

内经提要

内经精要

医经津渡

素灵微蕴

难经直解

内经评文灵枢

内经评文素问

内经素问校证

灵素节要浅注

素问灵枢类纂约注

清儒《内经》校记五种

勿听子俗解八十一难经

黄帝内经素问详注直讲全集

基础理论

运气商

运气易览

医学寻源

医学阶梯

医学辨正

病机纂要

脏腑性鉴

校注病机赋

内经运气病释

松菊堂医学溯源

脏腑证治图说人镜经

脏腑图书症治要言合璧

伤寒金匮

伤寒考

伤寒大白

伤寒分经

伤寒正宗

伤寒寻源

伤寒折衷

伤寒经注

伤寒指归

伤寒指掌

伤寒选录

伤寒绪论

伤寒源流

伤寒撮要

伤寒缵论

医宗承启

桑韩笔语

伤寒正医录

伤寒全生集

伤寒论证辨

伤寒论纲目

伤寒论直解

伤寒论类方
伤寒论特解
伤寒论集注（徐赤）
伤寒论集注（熊寿试）
伤寒微旨论
伤寒溯源集
订正医圣全集
伤寒启蒙集稿
伤寒尚论辨似
伤寒兼证析义
张卿子伤寒论
金匮要略正义
金匮要略直解
高注金匮要略
伤寒论大方图解
伤寒论辨证广注
伤寒活人指掌图
张仲景金匮要略
伤寒六书纂要辨疑
伤寒六经辨证治法
伤寒类书活人总括
张仲景伤寒原文点精
伤寒活人指掌补注辨疑

诊　　法

脉微
玉函经
外诊法
舌鉴辨正
医学辑要
脉义简摩
脉诀汇辨
脉学辑要
脉经直指
脉理正义
脉理存真
脉理宗经
脉镜须知
察病指南
崔真人脉诀
四诊脉鉴大全
删注脉诀规正
图注脉诀辨真
脉诀刊误集解
重订诊家直诀
人元脉影归指图说
脉诀指掌病式图说
脉学注释汇参证治

针灸推拿

针灸节要
针灸全生
针灸逢源
备急灸法
神灸经纶
传悟灵济录
小儿推拿广意
小儿推拿秘诀
太乙神针心法
杨敬斋针灸全书

本　草

药征
药鉴
药镜
本草汇
本草便
法古录
食品集
上医本草
山居本草
长沙药解
本经经释
本经疏证
本草分经
本草正义
本草汇笺
本草汇纂
本草发明
本草发挥
本草约言
本草求原
本草明览
本草详节
本草洞诠
本草真诠
本草通玄
本草集要
本草辑要
本草纂要
识病捷法
药性提要
药征续编
药性纂要
药品化义
药理近考
食物本草
食鉴本草
炮炙全书
分类草药性
本经序疏要
本经续疏证
本草经解要
青囊药性赋
分部本草妙用
本草二十四品
本草经疏辑要
本草乘雅半偈
生草药性备要
芷园臆草题药
类经证治本草
神农本草经赞
神农本经会通
神农本经校注
药性分类主治
艺林汇考饮食篇
本草纲目易知录
汤液本草经雅正
新刊药性要略大全

淑景堂改订注释寒热温平药性赋

方书

医便
卫生编
袖珍方
仁术便览
古方汇精
圣济总录
众妙仙方
李氏医鉴
医方丛话
医方约说
医方便览
乾坤生意
悬袖便方
救急易方
程氏释方
集古良方
摄生总论
摄生秘剖
辨症良方
活人心法（朱权）
卫生家宝方
见心斋药录
寿世简便集
医方大成论
医方考绳愆
鸡峰普济方
饲鹤亭集方
临症经验方
思济堂方书
济世碎金方
揣摩有得集
亟斋急应奇方
乾坤生意秘韫
简易普济良方
内外验方秘传
名方类证医书大全
新编南北经验医方大成

临证综合

医级
医悟
丹台玉案
玉机辨症
古今医诗
本草权度
弄丸心法
医林绳墨
医学碎金
医学粹精
医宗备要
医宗宝镜
医宗撮精
医经小学
医垒元戎
证治要义
松厓医径
扁鹊心书

素仙简要
慎斋遗书
折肱漫录
济众新编
丹溪心法附余
方氏脉症正宗
世医通变要法
医林绳墨大全
医林纂要探源
普济内外全书
医方一盘珠全集
医林口谱六治秘书

温　　病

伤暑论
温证指归
瘟疫发源
医寄伏阴论
温热论笺正
温热病指南集
寒瘟条辨摘要

内　　科

医镜
内科摘录
证因通考
解围元薮
燥气总论
医法征验录
医略十三篇
琅嬛青囊要
医林类证集要
林氏活人录汇编
罗太无口授三法
芷园素社痎疟论疏

女　　科

广生编
仁寿镜
树蕙编
女科指掌
女科撮要
广嗣全诀
广嗣要语
广嗣须知
孕育玄机
妇科玉尺
妇科百辨
妇科良方
妇科备考
妇科宝案
妇科指归
求嗣指源
坤元是保
坤中之要
祈嗣真诠
种子心法
济阴近编
济阴宝筏
秘传女科

秘珍济阴
黄氏女科
女科万金方
彤园妇人科
女科百效全书
叶氏女科证治
妇科秘兰全书
宋氏女科撮要
茅氏女科秘方
节斋公胎产医案
秘传内府经验女科

儿　科

婴儿论
幼科折衷
幼科指归
全幼心鉴
保婴全方
保婴撮要
活幼口议
活幼心书
小儿病源方论
幼科医学指南
痘疹活幼心法
新刻幼科百效全书
补要袖珍小儿方论
儿科推拿摘要辨症指南

外　科

大河外科
外科真诠
枕藏外科
外科明隐集
外科集验方
外证医案汇编
外科百效全书
外科活人定本
外科秘授著要
疮疡经验全书
外科心法真验指掌
片石居疡科治法辑要

伤　科

正骨范
接骨全书
跌打大全
全身骨图考正
伤科方书六种

眼　科

目经大成
目科捷径
眼科启明
眼科要旨
眼科阐微
眼科集成
眼科纂要
银海指南
明目神验方
银海精微补

医理折衷目科

证治准绳眼科

鸿飞集论眼科

眼科开光易简秘本

眼科正宗原机启微

咽喉口齿

咽喉论

咽喉秘集

喉科心法

喉科杓指

喉科枕秘

喉科秘钥

咽喉经验秘传

养　　生

易筋经

山居四要

寿世新编

厚生训纂

修龄要指

香奁润色

养生四要

养生类纂

神仙服饵

尊生要旨

黄庭内景五脏六腑补泻图

医案医话医论

纪恩录

胃气论

北行日记

李翁医记

两都医案

医案梦记

医源经旨

沈氏医案

易氏医按

高氏医案

温氏医案

鲁峰医案

赖氏脉案

瞻山医案

旧德堂医案

医论三十篇

医学穷源集

吴门治验录

沈芊绿医案

诊余举隅录

得心集医案

程原仲医案

心太平轩医案

东皋草堂医案

冰壑老人医案

芷园臆草存案

陆氏三世医验

罗谦甫治验案

临证医案笔记

丁授堂先生医案

张梦庐先生医案

养性轩临证医案

养新堂医论读本

祝茹穹先生医印

谦益斋外科医案

太医局诸科程文格

古今医家经论汇编

莲斋医意立斋案疏

医　史

医学读书志

医学读书附志

综　合

元汇医镜

平法寓言

寿芝医略

杏苑生春

医林正印

医法青篇

医学五则

医学汇函

医学集成

医学辩害

医经允中

医钞类编

证治合参

宝命真诠

活人心法（刘以仁）

家藏蒙筌

心印绀珠经

雪潭居医约

嵩厓尊生书

医书汇参辑成

罗氏会约医镜

罗浩医书二种

景岳全书发挥

新刊医学集成

寿身小补家藏

胡文焕医书三种

铁如意轩医书四种

脉药联珠药性食物考

汉阳叶氏丛刻医集二种